中医祛病 ✠ 系列

边学边用

祛病

刮痧

臧俊岐⊙主编

U0349533

❀ 新疆人民出版总社
新疆人民卫生出版社

图书在版编目（CIP）数据

刮痧祛病边学边用/臧俊岐主编.--乌鲁木齐：
新疆人民卫生出版社,2016.12
（中医祛病系列）
ISBN 978-7-5372-6854-7

Ⅰ.①刮… Ⅱ.①臧… Ⅲ.①刮搓疗法 Ⅳ.
①R244.4

中国版本图书馆CIP数据核字(2017)第017367号

刮痧祛病边学边用
GUASHA QUBING BIANXUEBIANYONG

出版发行	新疆人民出版总社 新疆人民卫生出版社
责任编辑	贺　丽
摄影摄像	深圳市金版文化发展股份有限公司
策划编辑	深圳市金版文化发展股份有限公司
封面设计	深圳市金版文化发展股份有限公司
地　　址	新疆乌鲁木齐市龙泉街196号
电　　话	0991-2824446
邮　　编	830004
网　　址	http://www.xjpsp.com
印　　刷	深圳市雅佳图印刷有限公司
经　　销	全国新华书店
开　　本	173毫米×243毫米　16开
印　　张	12
字　　数	150千字
版　　次	2017年3月第1版
印　　次	2017年3月第1次印刷
定　　价	29.80元

　　人们常说，防患于未然。对于疾病，与其发现了再去治疗，不如早做防备，不让疾病发生。这就是中医"治未病"的理念。正是由于人们有了这种认识，才产生了今天的预防医学。但在如何防病的方法上，却产生了不同的看法。有些人相信依赖药物能强身健体，却忽视了药物的副作用。殊不知，防病治病最有效、最简便、最经济的方法之一，就是既古老又年轻的非药物保健方法——刮痧。

　　中医认为，疾病的根源在于我们吸收了太多毒素，这些毒素在反复的吸收过程中进入血液，污染的血液流进五脏六腑的任何一脏一腑，相应的部分都会出现不同的反应。只要我们掌握了净化血液的方法——刮痧，便可随时随地将身体里的血毒清除出去，保证身体健康无恙。刮痧一般是用光滑的硬物器具或刮痧板等工具，在人体皮肤的特定部位进行反复摩擦等一系列良性的物理刺激，造成皮肤表面瘀血点、瘀血斑或点状出血，从而改善局部气血循环，达到祛除邪气、活血散瘀、舒筋理气、清热解毒、开窍益神等功效。

　　本书系统阐述了经络刮痧的基础知识，以常见小病痛、中老年病症、夫妻间病症、职场病症、小儿病症等分类，详解了多种病症的刮痧取穴及操作方法。采用的是读者易读、易学、易懂的图解形式。阅读时，读者可以一边读文字一边对照旁边的图解。文字流畅优美、论述清晰，图片写实详尽，完整展现了刮痧的手法、技巧、穴位的准确位置，为读者阅读理解，掌握刮痧疗法提供了诸多便利，同时亦可为读者节省不少宝贵的时间。本书通俗易懂、严谨科学，希望能为您和家人的健康保驾护航。

目录

第1章

刮痧零基础入门——成为自己的刮痧师

第2章

一"刮"多效，刮痧防治常见病

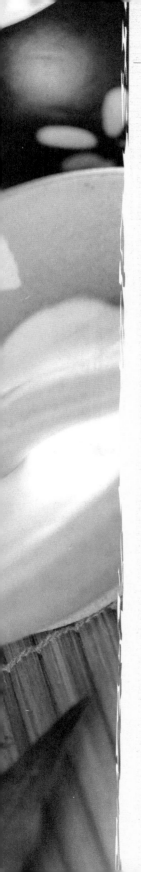

第3章

刮痧缓解中老年常见疾病

第4章

夫妻互刮痧，齐享健康感情佳

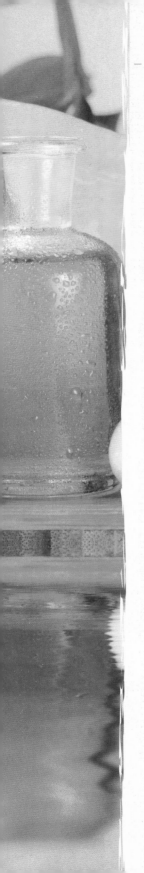

第5章

小儿刮刮乐，健康成长百病消

第6章

职场小病小痛，刮痧一扫光

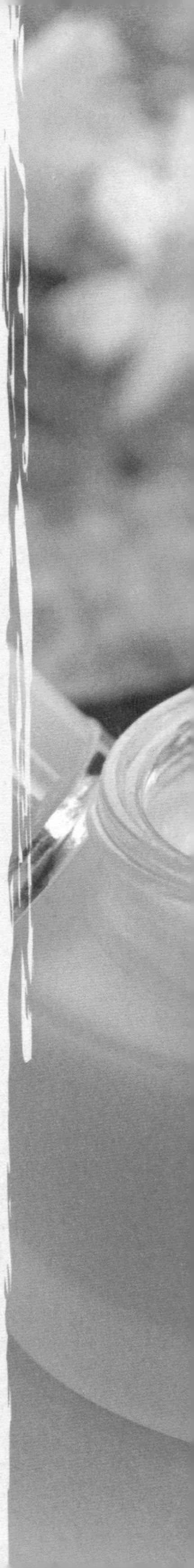

第 1 章

刮痧零基础入门——成为自己的刮痧师

刮痧疗法博采针灸、按摩、拔罐等中国传统非药物疗法之长，堪称中国传统医学的瑰宝。刮痧疗法独有的祛瘀生新、排毒养生功效能让人们轻松养出一副好身体。本章详解了经络刮痧的基础知识，包括刮痧的起源、功效、取穴、操作及注意事项等。给自己一个接触刮痧疗法的机会，为家人刮痧，在健康的海洋扬帆起航。

刮痧身世揭秘——刮痧的起源·刮痧是激活人体的灵丹妙药
轻松取穴，学会刮痧小窍门·选择适合你的刮痧器具和介质
有效祛病保健康，刮痧操作方法·巧学刮痧技巧，掌握要领·刮痧时请注意这些
刮痧的适应证与禁忌证·读懂痧象反应的身体信号

刮痧身世揭秘——刮痧的起源

刮痧疗法是临床常用的一种简易治疗方法，流传甚久。多用于治疗夏秋季时病，如中暑、外感、胃肠道疾病。元、明时期，有较多的刮痧疗法记载，并称为"夏法"。及至清代，有关刮痧的描述更为详细。郭志邃《痧胀玉衡》曰："刮痧法，背脊颈骨上下，又胸前胁肋两背肩臂痧，用铜钱蘸香油刮之。"

"痧"是一个中医专属词汇，西医里是没有"痧"之说的。所谓"痧"，就是刮痧时在病人皮肤上出现的紫红颜色、类似细沙粒的点，人们根据出现的这些症状，得出痧症这个病症名。

痧症主要有两个特征：一是痧痕明显。刮痧后，皮肤很快会出现一条条痧痕和累累细痧（出血点），并且存留的时间较长；二是痧症多胀。所谓胀，就是痧症多出现头昏脑涨、胸部闷胀、全身酸胀等。除具有上述两项特征以外，还有许多种病的症状是和痧症有关系的。例如，由于高温引起的痧症——头昏脑涨、烦躁欲吐、全身疲倦、两眼发花；由于中暑引起的痧症——头晕心悸、恶心呕吐；由于急性肠炎引起的痧症——频繁呕吐、腹痛、腹泻；由于食物中毒引起的痧症——肚腹胀痛、呕吐、腹泻、四肢麻木，甚至因严重失水而引起腓肠肌痉挛，即俗话说的"转筋痧"；由于空气窒息引起的痧症——头昏脑涨、呼吸困难、恶心呕吐、面色青紫，甚至出现神志昏迷。从上述症状看来，中暑、急性肠炎、食物中毒，以及由于窒息引起的血液和组织严重缺氧等病，都可用刮痧疗法治疗。

刮痧的源头可追溯到旧石器时代。远古时候，当人们患病时，不经意地用手、石片在身上抚摸、捶击，有时竟然使病情得到缓解。时间一长，自然形成了砭石治病法，这也就是"刮痧"的雏形。刮痧在古代又称"刮治"，到清代被命名为"刮痧"，一直沿用至今。

明代医学家张凤逵认为，毒邪由皮毛而入就会阻塞人体脉络，阻塞气血，使气血不畅；毒邪由口鼻吸入也会阻塞脉络，使脉络的气血不通。这时就可以运用刮痧疗法，用刮痧器具在经络穴位上进行刮拭，直到刮得皮下出血，通过发汗使毛孔张开，痧毒就这样被排出体外，从而达到治疗的目的。

简单地说，刮痧就是用手指或各种边缘光滑的工具，蘸上具有一定治疗作用的刮痧介质，在人体表面特定部位反复进行刮拭，使皮肤表面出现瘀血点、瘀血斑或点状出血，这就是所谓的"出痧"。如果用刮痧器具刮拭经络穴位，就可以通过良性刺激，使营卫之气得到充分发挥，经络穴位处充血，局部微循环得到改善，从而达到祛邪扶正、舒筋活络、祛风散寒、清热除湿、活血化瘀、消肿止痛、增强免疫功能的作用。

刮痧是激活人体的灵丹妙药

刮痧是以中医脏腑经络学说为理论指导，集针灸、按摩、点穴、拔罐等非药物疗法之所长，用水牛角为材料做成刮痧板，配合香蔓刮痧疏导油进行操作的一种自然疗法，对人体有活血化瘀、调整阴阳、舒筋通络、调整信息、排除毒素等作用。

◆ 预防保健作用

刮痧疗法的作用部位是体表皮肤，皮肤直接接触外界，且对外界气候环境的变化起适应与防卫作用。健康人常做刮痧（如取背俞穴、足三里穴等）可增强卫气。卫气强则护表能力强，外邪不易侵表。若外邪侵表，出现恶寒、发热、鼻塞、流涕等表证，及时刮痧（如取肺俞穴、中府穴等）可将表邪及时祛除，以免表邪侵入五脏六腑而生大病。

◆ 治疗作用

刮痧疗法的治疗作用可表现在以下方面：

（1）活血化瘀。刮痧可调节肌肉的收缩和舒张，使组织间压力得到调节，以促进刮拭组织周围的血液循环，增加组织流量，从而起到活血化瘀、祛瘀生新的作用。

（2）调整阴阳。刮痧可以改善和调整脏腑功能，使脏腑阴阳得到平衡。如肠道蠕动亢进者，在腹部和背部等处使用刮痧手法可使亢进者受到抑制而恢复正常；反之，肠道蠕动功能减退者，则可促进其蠕动，恢复正常。

（3）舒筋通络。刮痧可以放松紧张的肌肉，消除肌肉疼痛，有利于病灶修复。

（4）信息调整。刮痧疗法可以通过刺激体表的特定部位，产生一定的生物信息，通过信息传递系统输入到有关脏器，对失常的生物信息加以调整，从而对病变脏器起到调节作用。

（5）排除毒素。刮痧过程可使局部组织形成高度充血，血管神经受到刺激使血管扩张，血流及淋巴液增快，吞噬作用及搬运力量加强，使体内废物、毒素加速排除，组织细胞得到营养，从而使血液得到净化，增强全身抵抗力，进而减轻病势，促进康复。

（6）行气活血。气血通过经络系统的传输对人体起着濡养、温煦等作用。刮痧作用于肌表，可以使经络通畅、气血通达、瘀血化散，局部疼痛得以减轻或消失。

轻松取穴，学会刮痧小窍门

穴位是人体脏腑经络气血输注于体表的部位。取穴的正确与否，直接影响刮痧的疗效。掌握正确的方法是准确取穴的基础。常用的刮痧取穴方法有手指度量法、骨度分寸法、体表标志法、简便定位法和感知找穴法5种。

◆ 手指度量法

利用患者本人的手指作为测量的尺度来量取穴位的方法称为手指度量法，又称为"手指同身寸"，是临床上最常用的取穴方法。

"同身寸"中的"寸"并没有具体数值。"同身寸"中的"1寸"在不同的人身体上的长短是不同的：较高的人的"1寸"要比较矮的人的"1寸"要长，这是由身体比例来决定的。所以，"同身寸"只适用于自己身上，而不能用自己的手指去测量别人身上的穴位，这样做是找不准穴位的。

拇指同身寸：是以拇指第一关节的横度为1寸；适用于四肢部取穴。

中指同身寸：是手指度量法中较常用的方法之一，中指弯曲时中节内侧两端横纹之间的距离为1寸；适用于四肢部和背部取穴。

横指同身寸：又称"一夫法"。食指、中指、无名指和小指并拢，以中指第二节纹线处四横指并紧后的共同横行长度为"一夫"，四指宽度为3寸；另外，食指、中指并拢，以中指第二节纹线处二横指并紧后的共同横行长度为1.5寸；适用于下肢、腹部和背部取穴。

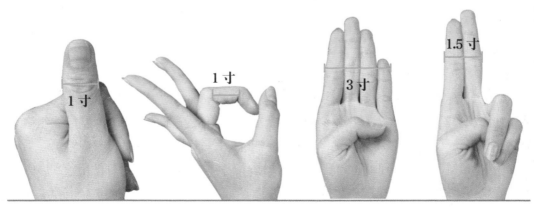

常用同身寸示意图

骨度分寸法

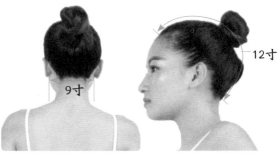

始见于《灵枢·骨度》篇。它将人体的各个部位分别规定其折算长度，作为量取腧穴的标准。如前后发际间为12寸；两乳间为8寸；胸骨体下缘至脐中为8寸；耳后两乳突（完骨）之间为9寸；肩胛骨内缘至背正中线为3寸；腋前（后）横纹至肘横纹为9寸；肘横纹至腕横纹为12寸；股骨大粗隆（大转子）至膝中为19寸；膝中至外踝尖为16寸；胫骨内侧髁下缘至内踝尖为13寸。

体表标志法

固定标志： 常见判别穴位的标志有眉毛、乳头、指甲、趾甲、脚踝等。如：神阙位于腹部脐中央；膻中位于两乳头中间。

动作标志： 需要做出相应的动作姿势才能显现的标志，如张口取耳屏前凹陷处即为听宫穴。

简便定位法

简便定位法是临床中一种简便易行的腧穴定位方法。如立正姿势，手臂自然下垂，其中指端在下肢所触及处为风市；两手虎口自然平直交叉，一手指压在另一手腕后高骨的上方，其食指尽端到达处取列缺等。此法是一种辅助取穴方法。

感知找穴法

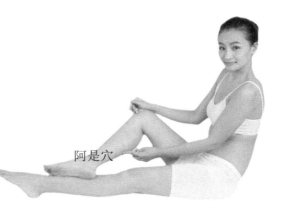

身体感到异常，用手指压一压，捏一捏，摸一摸，如果有痛痒感或有硬结等，或和周围皮肤有温度差（如发凉、发烫），或皮肤出现黑痣、斑点，那么这个地方就是所要找的穴位。感觉疼痛的部位，或者按压时有酸、麻、胀、痛等感觉的部位，可以作为阿是穴治疗。阿是穴一般在病变部位附近，也可在距离病变部位较远的地方。

选择适合你的刮痧器具和介质

对于经常刮痧的人来说，在选择工具上要下很多功夫，刮痧的工具是非常重要的，一般有两种工具，一种是刮痧板，另一种是润滑剂，两者缺一不可。工具关系着刮痧保健的直接效果，在进行刮痧时，有的人受不了刮痧的疼痛，而有的人觉得这很舒服，这与刮痧工具脱不了关系。

◤ 刮痧板

刮痧板是刮痧的主要器具，主要材质分为水牛角和玉石。水牛角及玉质刮痧板均有助于行气活血、疏通经络，且没有副作用。

美容刮痧玉板。 美容刮痧玉板四个边形状均不同，其边角的弯曲弧度是根据面部不同部位的曲线设计的。短弧边适合刮拭额头，长弧边适合刮拭面颊，两角部适合刮拭下颌、鼻梁部位及眼周穴位。

全息经络刮痧板。 全息经络刮痧板为长方形，边缘光滑，四角钝圆。刮板的长边用于刮拭人体平坦部位的全息穴区和经络穴位；一侧短边为对称的两个半圆角，其两角除适用于人体凹陷部位刮拭外，还适合做脊椎部位及头部全息穴区的刮拭。

多功能全息经络刮痧板梳。 长边和两角部可以用来刮拭身体平坦部位和凹陷部位，另一边粗厚的梳齿便于梳理头部的经穴，既能施加一定的按压力，又不伤及头部皮肤。

◤ 专业刮痧油和美容刮痧乳

刮痧油是刮痧疗养必不可少的润滑剂，但不适用于面部，面部刮痧最好用美容刮痧乳。刮痧油和美容刮痧乳含有药性平和的中药，对人体有益而无刺激及副作用。

刮痧油。 由具有清热解毒、活血化瘀、消炎镇痛作用的中药与渗透性强、润滑性好的植物油加工而成。刮痧时涂以刮痧油能减轻疼痛、加速病邪外排，还可保护皮肤。

美容刮痧乳。 美容刮痧乳具有清热解毒、活血化瘀、消炎镇痛、滋润皮肤、养颜消斑、滋养皮肤的功效。

◤ 毛巾和纸巾

刮拭前清洁皮肤要选用清洁卫生、质地柔软及对皮肤无刺激、无伤害的天然纤维织物。刮拭后可用毛巾或柔软的清洁纸巾擦拭油渍。

有效祛病保健康，刮痧操作方法

刮痧法根据刮拭的角度、身体适用范围等可以分为面刮法、平刮法、角刮法、推刮法、立刮法、点按法、揉刮法、按揉法等。

要刮痧首先要学会正确的持板方法，否则刮痧时容易疲惫且效果不佳。刮痧板的长边应横靠在掌心，拇指和其他四指分别握住刮痧板的两边，刮痧时用掌心的部位向下按压。

◆ 面刮法

手持刮痧板，向刮拭的方向倾斜30°～60°，以45°最为普遍，依据部位的需要，将刮痧板的1/2长边或全部长边接触皮肤，自上而下或从内到外均匀地向同一方向直线刮拭。

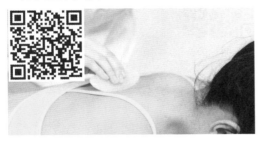

◆ 角刮法

使用刮板的角部在穴位处自上而下进行刮拭，刮板面与皮肤呈45°，适用于肩部、胸部等部位或穴位的刮痧。刮拭时不宜过于生硬，因为角刮法便于用力，所以要避免用力过猛而伤害皮肤。

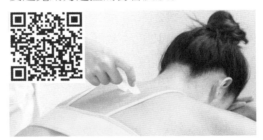

◆ 平刮法

手法与面刮法相似，只是刮痧板向刮拭的方向倾斜的角度小于15°，而且向下的渗透力也较大，刮拭速度缓慢。平刮法是诊断和刮拭疼痛区域的常用方法。

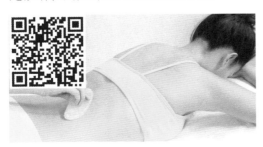

◆ 推刮法

推刮法的操作手法与面刮法大致相同，刮痧板向刮拭方向倾斜的角度小于45°，压力大于平刮法，速度也比平刮法慢一点。

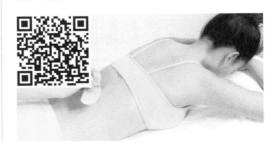

◆ 立刮法

刮痧板角部与刮拭部位呈90°，刮痧板始终不离皮肤，并施以一定的压力，在约1寸长的皮肤上做短间隔前后或左右的摩擦刮拭。这种刮拭方法主要用于头部穴位。

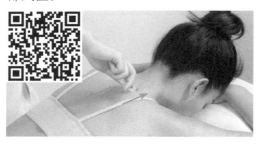

◆ 揉刮法

以刮痧板整个长边或一半长边接触皮肤，刮痧板与皮肤的夹角小于15°，均匀、缓慢、柔和地做弧形旋转刮拭。

◆ 按揉法

垂直按揉：垂直按揉法将刮痧板的边沿以90°按压在穴区上，刮痧板与所接触的皮肤始终不分开，做柔和的慢速按揉。垂直按揉法适用于骨缝部穴位以及第二掌骨桡侧的刮拭。

平面按揉：用刮痧板角部的平面以小于20°方向按压在穴位上，做柔和迟缓的旋转，刮痧板角部平面与所接触的皮肤始终不分开，按揉压力应渗透到皮下组织。这种刮法常用于手足全息穴区、后颈、背腰部全息穴区中疼痛敏感点的刮拭。

◆ 点按法

将刮痧板角部与要刮拭部位呈90°，向下按压，由轻到重，逐渐加力，片刻后快速抬起，使肌肉复原，多次反复。这种方法适用于无骨骼的软组织处和骨骼缝隙、凹陷部位。多用于实证的治疗。

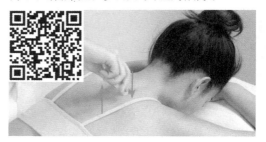

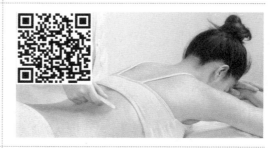

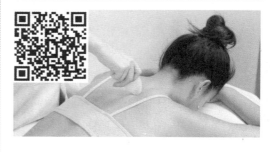

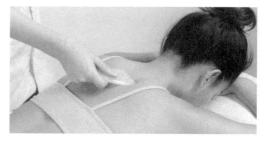

巧学刮痧技巧，掌握要领

刮痧疗法中按压力和刮痧的角度决定刮痧治疗的效果，而速度的快慢和刮痧的时间决定刮痧的舒适感。所以，刮痧的时候要注意刮痧要领和技巧。以下介绍的刮痧要领和技巧在具体的刮痧治疗过程中非常实用。

◆ 刮拭角度

刮拭角度以有利于减轻被刮拭者的疼痛感和方便刮拭者刮拭为原则。当刮痧板与刮拭方向的角度大于45°时，会增加疼痛感，所以刮拭角度应小于45°。在疼痛敏感的部位，最好小于15°。

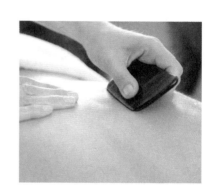

◆ 按压力

刮拭过程中要始终保持一定按压力，若只在皮肤表面摩擦，不但没有治疗效果，还会形成表皮水肿。但按压力也不是越大越好，要根据具体体质、病情和局部解剖结构（骨骼凸起部位、皮下脂肪少的部位、脏器所在处，按压力应适当减轻）区别对待。用重力刮痧时，需逐渐加大按压力，使身体适应，以减轻疼痛。

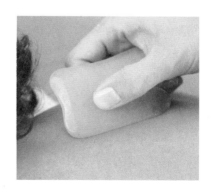

◆ 刮拭速度

刮拭速度应平稳、均匀，不要忽快忽慢。疼痛感与刮拭速度有关，刮拭速度越快，疼痛感越重；速度越慢，疼痛感越轻。

◆ 刮拭长度

一般以穴位为中心，刮拭总长度为8~15厘米，以大于穴区范围为原则。如果需要刮拭的经脉较长，可分段刮拭。

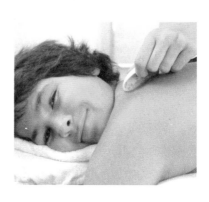

刮痧时请注意这些

刮痧治病时，皮肤局部毛孔开泄，会出现不同形色的痧，病邪、病气随之外排，同时人体正气也会有少量消耗。所以，刮痧的时候要注意一些小的细节，从细节处保护好身体免受伤害。

◈ 避风和注意保暖很重要

刮痧时皮肤毛孔处于开放状态，如遇风寒之邪，邪气会直接进入体内，不但影响刮痧的疗效，还会引发新的疾病。所以刮痧半小时后才能到室外活动。

◈ 刮完痧后要喝一杯热水

刮痧使毛孔开放，邪气排出，会消耗部分体内津液，所以刮痧后应喝1杯热水，补充水分之余，还可促进新陈代谢。

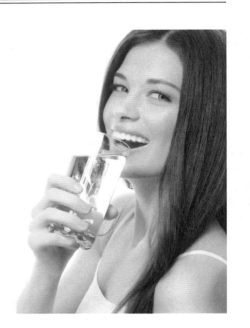

◈ 刮痧结束3小时内不要洗澡

刮痧后毛孔都是张开的，所以要等毛孔闭合后再洗澡，以避免风寒之邪侵入体内。

◈ 不可一味追求出痧

刮痧时刮至毛孔清晰就能起到排毒的作用。有些部位是不能刮出痧的。此外，室温低也不易出痧，所以，刮拭的时候不要一味追求出痧，以免伤害到皮肤。

◈ 每次治疗一种病，一周左右进行下次

刮痧的时候要一次只治疗一种病，并且刮拭时间不可太长，不可连续大面积刮拭，以免损伤体内正气。原则上一次刮痧只治疗一种疾病，下一次刮痧应在5～7天后。

刮痧的适应证与禁忌证

　　刮痧对内科、外科、皮肤科、妇科、儿科、五官科、骨科等疾病都有效。现代刮痧从工具到理论都有了巨大变化，尤其是理论上选经配穴、辨证施术使其治疗范围大大扩宽。刮痧对于疼痛性疾病、脏腑神经失调的病症具有显著的疗效，但对于危重病人和比较复杂的疾病，应该采用药物和其他手段来治疗。

◆ 刮痧的适应证

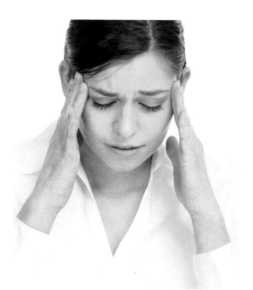

　　（1）刮痧不但能强身健体、预防疾病，还能延缓衰老。

　　（2）刮痧可治疗疼痛性疾病。如：头痛、牙痛、各种神经痛、腰痛、腿痛、颈痛、肩痛等病症。

　　（3）刮痧可治疗一些外感内伤病。如：感冒发热、咳嗽气喘、肠胃病、食欲不振、糖尿病、乳腺增生、痛经、月经不调以及各种神经血管失调的病症。

◆ 刮痧的禁忌证

　　（1）严重心脑血管疾病患者急性期、肝肾功能不全者禁止刮拭。体内有恶性肿瘤的部位，应避开肿瘤部位在其周边刮拭。

　　（2）有出血倾向的病症、严重贫血患者禁止刮痧。

　　（3）女性在怀孕期间、月经期间禁止刮拭腰骶部。

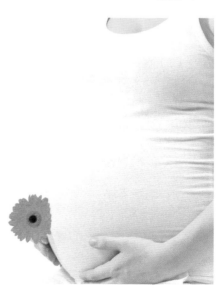

　　（4）韧带、肌腱急性扭伤及外科手术疤痕处，均应在3个月之后方可进行刮痧疗法。

　　（5）感染性皮肤病患者、糖尿病患者皮肤破溃处、严重下肢静脉曲张局部禁止刮拭。

读懂痧象反应的身体信号

刮痧治疗半小时左右，皮肤表面的痧会逐渐融合成片，深层的包块样痧逐渐消失，并逐渐由深部向体表扩散，而深部结节状痧消退比较缓慢，不论是哪一种痧，在刮拭12小时之后，皮肤的颜色均成青紫色或青黑色。

刮痧后，皮肤毛孔微张，局部皮肤有热感，少数人自觉有寒凉之气排出，有的部位会出现颜色不同的痧象，有时候会在皮肤下深层部位触及大小不一的包块状痧，这些都是属于刮痧后的正常痧象，这些痧象都给你发出了身体不健康的信号。

刮出的痧一般5~7日即可消退。痧消退的时间与出痧的部位、痧的颜色和深浅（即疾病的病位、病性）有密切关系，胸背部、上肢、皮肤表面、颜色比较浅的痧消退较快，下肢、腹部、颜色深以及皮肤深部的痧消退比较缓慢。阴经所出的痧一般较阳经消失缓慢，一般会延迟2周左右。

痧象的出现是一种正常的生理反应。一般有下面几种情况：

（1）刮拭后，未出现明显的痧象或只有少量红点，这表明受术者无病。

（2）痧象鲜红呈玫瑰色、大面积，表明受术者体内血热或体内蕴热。

（3）痧象鲜红并伴有痛痒，表明受术者体内有风热。

（4）痧象色暗或发紫，表明受术者体内气血瘀滞。

（5）痧象发黑或呈黑紫色，天气寒冷时肌肤疼痛，表明体内多血瘀或风寒。

（6）痧象在皮肤上出现不久，有少量液体分泌，表明受术者体内有湿热。

（7）在刮痧过程中，痧象由深转淡、由暗转红，斑块由片变点，表明病情转轻。

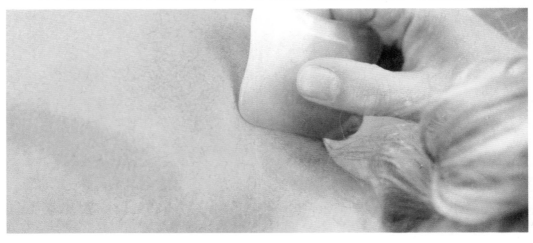

第2章 一"刮"多效，刮痧防治常见病

小病小痛，视而不见，久而久之，必成大疾。刮痧作为一种非药物特色疗法，在我国民间流传数千年。它操作简便，适用范围广泛。随着中医刮痧实践的不断累积，人们现在已经逐渐摸索出针对各种疾病的、有效而安全的自我刮痧方法，悉心掌握这些方法，对现代人防病治病极为有益。

感冒·发热·咳嗽·慢性咽炎·支气管炎·头痛·胃痛·胃痉挛·消化不良
腹胀·腹泻·便秘·痔疮·痢疾·癫痫·肝炎·胆结石·慢性胆囊炎·慢性胃炎
肥胖症·中暑·水肿·落枕·牙痛·痤疮·口腔溃疡·急性扁桃体炎·中耳炎
荨麻疹·黄褐斑·神经性皮炎·带状疱疹

感冒

疾病概述： 感冒，中医称"伤风"，是一种由多种病毒引起的呼吸道常见病症。感冒一般分为风寒感冒和风热感冒。风寒感冒的主要症状为：起病急，发热轻，恶寒重，头痛，周身酸痛，无汗，流清涕，咳吐清痰等。风热感冒的主要症状为：发热重，恶寒轻，流黄涕，咳吐黄痰，口渴，咽痛，大便干，小便黄，扁桃体肿大等。

基础取穴： 风池、大椎、肺俞、中府、合谷。

随症配穴： 风寒感冒者加刮风门；风热感冒者加刮曲池；头项强痛者加刮列缺。

---

①风池 「平肝熄风、通利关窍」

定位： 位于项部，当枕骨之下，胸锁乳突肌与斜方肌上端之间的凹陷处。

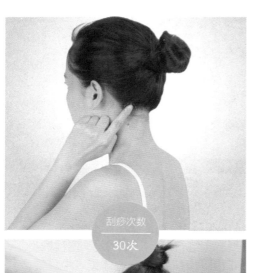

刮痧次数
30次

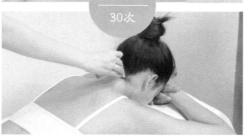

🔥 **刮痧方法**

用角刮法由上向下刮拭风池穴，由轻到重，反复刮至出痧为止。

②大椎 「清热解表」

定位： 位于后正中线上，第七颈椎棘突下凹陷中。

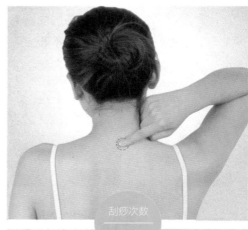

刮痧次数
30次

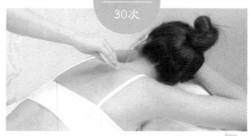

🔥 **刮痧方法**

用角刮法由上向下刮拭大椎穴，由轻到重，反复刮至出痧为止。

③肺俞 「止咳平喘」

定位： 位于背部，当第三胸椎棘突下，旁开1.5寸。

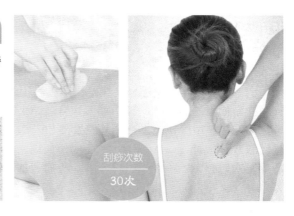

刮痧次数

30次

🔥 刮痧方法

用刮痧板的面侧由上向下刮拭肺俞穴，反复刮至皮肤出现痧痕为止。

④中府 「清泻肺热、止咳平喘」

定位： 位于胸前壁的外上方，云门下1寸，平第一肋间隙，距前正中线6寸。

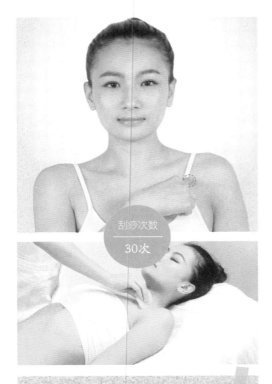

刮痧次数

30次

🔥 刮痧方法

用刮痧板的面侧从外向内反复刮拭中府穴，直至皮肤出现痧痕为止。

⑤合谷 「镇静止痛、通经活络」

定位： 位于手背，第一、二掌骨间，当第二掌骨桡侧的中点处。

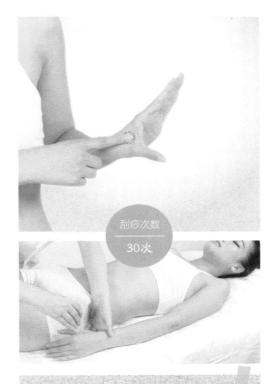

刮痧次数

30次

🔥 刮痧方法

用刮痧板的角部从上往下反复刮拭合谷穴，直至皮肤出现痧痕为止。

发热

疾病概述： 发热是指体温高出正常标准，判定是否发热，最好是和自己平时同样条件下的体温相比较，如不知自己原来的体温，则腋窝体温检测10分钟超过37.2℃可定为发热。中医认为发热分外感发热和内伤发热。

基础取穴： 大杼、外关、复溜、曲池、大椎。

随症配穴： 咳嗽、咳痰者加刮肺俞；头痛者加刮印堂；声音嘶哑者加刮人迎。

---

①大杼 「清热祛痛」

定位： 位于背部，当第一胸椎棘突下，旁开1.5寸。

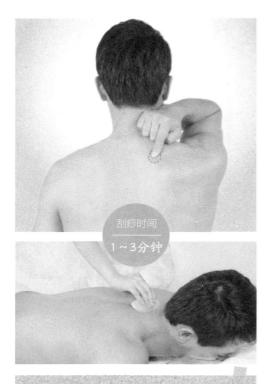

刮痧时间
1～3分钟

🔥 *刮*痧方法

用面刮法自上而下刮拭大杼穴，刮至皮肤出痧为止。

②外关 「清热解表、祛火通络」

定位： 位于前臂背侧，当阳池与肘尖的连线上，腕背横纹上2寸，尺骨与桡骨之间。

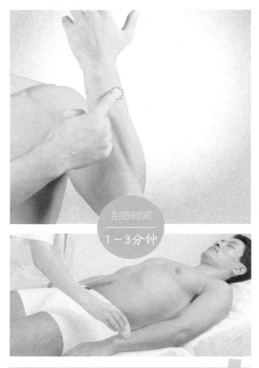

刮痧时间
1～3分钟

🔥 *刮*痧方法

以刮痧板角部着力于外关穴，施以旋转回环的连续刮拭动作。

③复溜 「补肾、益阴、利水」

定位： 位于小腿内侧，太溪直上2寸，跟腱的前方。

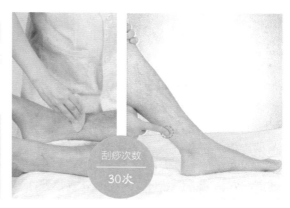

刮痧次数
30次

🔥 **刮痧方法**

用面刮法刮拭复溜穴，力度适中，以出痧为度。

④曲池 「清热和营、降逆活络」

定位： 位于肘横纹外侧端，屈肘，当尺泽与肱骨外上髁连线中点。

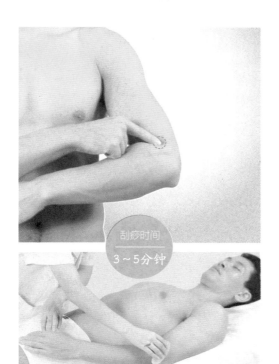

刮痧时间
3～5分钟

🔥 **刮痧方法**

用面刮法从上向下刮拭曲池穴，力度适中，以出痧为度。

⑤大椎 「清热解表」

定位： 位于后正中线上，第七颈椎棘突下凹陷中。

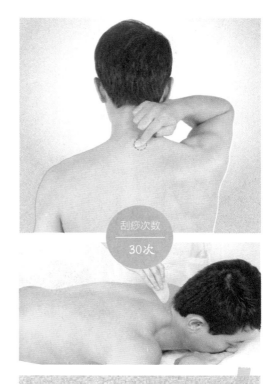

刮痧次数
30次

🔥 **刮痧方法**

用角刮法由上向下刮拭大椎穴，由轻到重，反复刮至出痧为止。

咳嗽

疾病概述：咳嗽是呼吸系统疾病的主要症状，中医认为咳嗽是因外感六淫影响于肺所致的有声有痰之症。咳嗽的原因有上呼吸道感染、支气管炎、肺炎、喉炎等。咳嗽的主要症状：喉痒欲咳；喉间有痰声，似水笛哮鸣声，易咳出；痰多，色稀白或痰色黄稠，量少等。

基础取穴：风府、大椎、肺俞、至阳、合谷。

随症配穴：咽喉肿痛者加刮少商；发热恶寒者加刮外关；声音嘶哑者加刮人迎。

①风府 「散风熄风、通关开窍」

定位：位于项部，当后发际正中直上1寸，两侧斜方肌之间凹陷中。

刮痧次数
30次

🔥 刮痧方法

用角刮法由上向下刮拭风府穴，由轻到重，反复刮至出痧为止。

②大椎 「清热解表」

定位：位于后正中线上，第七颈椎棘突下凹陷中。

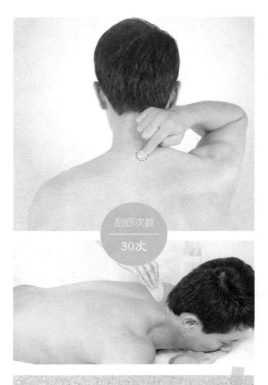

刮痧次数
30次

🔥 刮痧方法

用角刮法由上向下刮拭大椎穴，由轻到重，反复刮至出痧为止。

③肺俞 「止咳平喘」

定位： 位于背部，当第三胸椎棘突下，旁开1.5寸。

🔥 刮痧方法

用面刮法由上向下刮拭肺俞穴，由轻到重，反复刮至出痧为止。

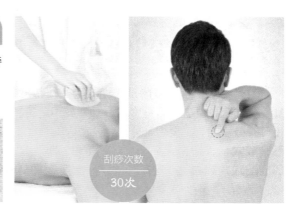

刮痧次数
30次

④至阳 「宽胸 利胆 退黄」

定位： 位于背部，当后正中线上，第七胸椎棘突下凹陷中。

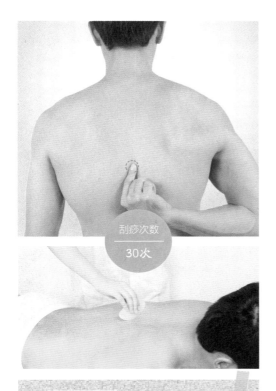

刮痧次数
30次

🔥 刮痧方法

用面刮法由上向下刮拭至阳穴，由轻到重，反复刮至出痧为止。

⑤合谷 「镇静止痛、通经活络」

定位： 位于手背，第一、二掌骨间，当第二掌骨桡侧的中点处。

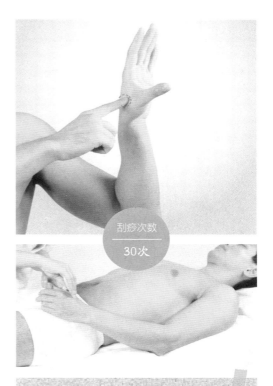

刮痧次数
30次

🔥 刮痧方法

用刮痧板角部从上往下反复刮拭合谷穴，直至皮肤出痧为止。

慢性咽炎

疾病概述： 慢性咽炎是较常见的口腔疾病。多见于成年人，病程长，容易复发。临床主要表现多种多样，如咽部不适感、异物感、痒感、灼热感、干燥感或刺激感，还可有微痛感。主要由其分泌物及肥大的淋巴滤泡刺激所致。可伴有咳嗽、恶心等反应。

基础取穴： 人迎、天突、肺俞、膻中、身柱。

随症配穴： 恶心、干呕者加刮合谷；咽喉肿痛者加刮少商；口苦者加刮肝俞。

① 人迎 「利咽散结、理气平喘」

定位： 位于颈部，结喉旁，当胸锁乳突肌的前缘，颈总动脉搏动处。

刮痧时间
1～3分钟

🔥 刮痧方法

用面刮法自上往下刮拭人迎穴，以潮红出痧为度。

② 天突 「理气平喘」

定位： 位于颈部，当前正中线上，胸骨上窝中央。

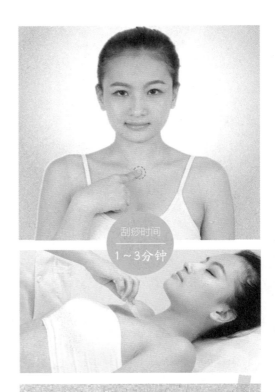

刮痧时间
1～3分钟

🔥 刮痧方法

用角刮法刮拭天突穴，力度适中，以潮红为度。

③肺俞 「缓急止痛、止咳平喘」

定位: 位于背部，第三胸椎棘突下，旁开1.5寸。

🔥 刮痧方法

用面刮法由上向下刮拭肺俞穴，由轻到重，反复刮至出痧为止。

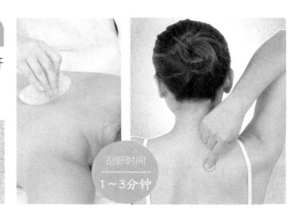

刮痧时间
1~3分钟

④膻中 「理气止痛、生津增液」

定位: 位于胸部，当前正中线上，平第四肋间，两乳头连线的中点。

刮痧时间
1~3分钟

🔥 刮痧方法

用角刮法刮拭膻中穴，力度轻柔，可不出痧。

⑤身柱 「宣肺清热、宁神镇咳」

定位: 位于背部，当后正中线上，第三胸椎棘突下凹陷中。

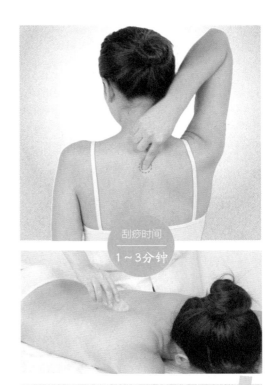

刮痧时间
1~3分钟

🔥 刮痧方法

用刮痧板厚边棱角为着力点，由上至下刮拭身柱穴，以出痧为度。

支气管炎

疾病概述： 支气管炎是指气管、支气管黏膜及其周围组织的慢性非特异性炎症，临床上以长期咳嗽、咳痰、喘息以及反复呼吸道感染为特征。部分患者起病之前先有急性上呼吸道感染，如急性咽喉炎、感冒等。

基础取穴： 定喘、太渊、尺泽、大椎、肺俞。

随症配穴： 痰多者加刮丰隆；胸闷气急者加刮膻中；咽喉肿痛者加刮少商。

---

① 定喘 「止咳平喘」

定位： 位于背部，当第七颈椎棘突下，旁开0.5寸。

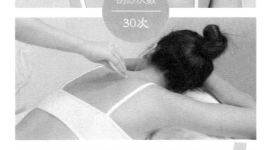

刮痧次数
30次

🔥 *刮痧方法*

用面刮法自上而下刮拭定喘穴，接触面应尽可能拉大、拉长。

② 太渊 「止咳化痰、通调血脉」

定位： 位于腕掌侧横纹桡侧，当桡动脉搏动处。

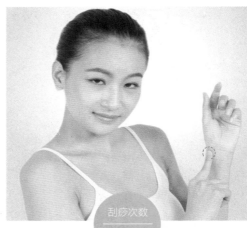

刮痧次数
30次

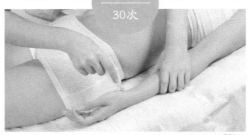

🔥 *刮痧方法*

用刮痧板角部着力于太渊穴，施以旋转回环的连续刮拭动作。

③尺泽 「清肺热、平咳喘」

定位: 位于肘横纹中，当肱二头肌桡侧凹陷处。

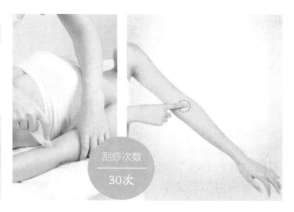

🔥 刮痧方法

用角刮法刮拭尺泽穴，由轻到重，刮至皮肤出现痧痕为度。

④大椎 「清热解表」

定位: 位于后正中线上，第七颈椎棘突下凹陷中。

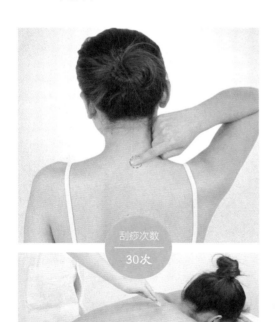

🔥 刮痧方法

用角刮法由上向下刮拭大椎穴，由轻到重，反复刮至出痧为止。

⑤肺俞 「止咳平喘」

定位: 位于背部，当第三胸椎棘突下，后正中线旁开1.5寸。

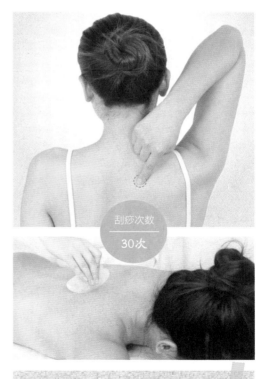

🔥 刮痧方法

用面刮法由上向下刮拭肺俞穴，由轻到重，反复刮至出痧为止。

头痛

疾病概述： 头痛是临床常见的症状。痛感有轻有重，疼痛时间有长有短，形式也多种多样。常见有胀痛、闷痛、撕裂样痛、针刺样痛，部分伴有血管搏动感及头部紧箍感，以及发热、恶心、呕吐、头晕、纳呆、肢体困重等症状。头痛的发病原因繁多，如神经痛、颅内病变、脑血管疾病、五官疾病等均可导致头痛。

基础取穴： 百会、头维、印堂、列缺、太阳。

随症配穴： 目赤肿痛者加刮合谷；耳鸣者加刮听宫；肘臂麻木者加刮手三里。

---

①百会 「熄风醒脑、升阳固脱」

定位： 位于头部，当前发际正中直上5寸，或两耳尖连线的中点处。

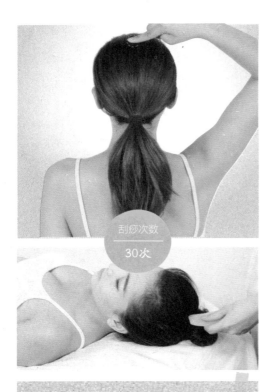

刮痧次数
30次

🔥 刮痧方法

用刮痧板角部自百会穴向四周呈放射性刮拭，力度以能承受为度。

②头维 「镇惊安神、通络止痛」

定位： 位于头侧部，当额角发际上0.5寸，头正中线旁4.5寸。

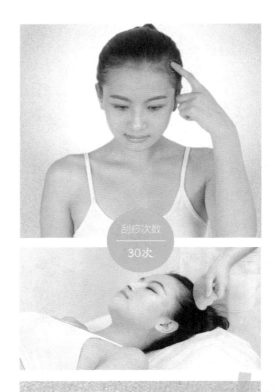

刮痧次数
30次

🔥 刮痧方法

用面刮法自上而下刮拭头维穴，以皮肤出现红晕为度。

③印堂 「安神定惊」

定位： 位于额部，当两眉头连线中间。

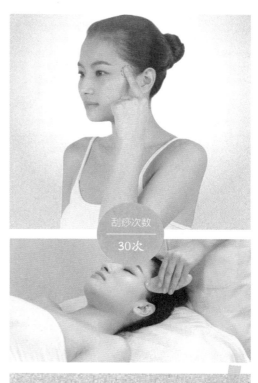

刮痧次数
30次

④列缺 「通经活络」

定位： 位于前臂桡侧缘，腕横纹上1.5寸，当肱桡肌与拇长展肌腱之间。

刮痧次数
30次

⑤太阳 「清头明目、通络止痛」

定位： 位于颞部，当眉梢与目外眦之间，向后约一横指的凹陷处。

刮痧次数
30次

🔥 刮痧方法

用角刮法刮拭列缺穴，力度微重，速度适中，以出痧为度。

🔥 刮痧方法

用刮痧板一角刮拭太阳穴，以潮红发热为度。

胃痛

疾病概述：胃部是人体内重要的消化器官之一。胃痛是指上腹胃脘部近心窝处发生的疼痛，是临床上一种很常见的病症。实际上引起胃痛的疾病原因有很多，常见于急慢性胃炎、胃及十二指肠溃疡病、胃黏膜脱垂、胃下垂、胰腺炎、胆囊炎及胆石症等疾病。

基础取穴： 中脘、天枢、足三里、内关、胃俞。

随症配穴： 呃逆不止者加刮天突；呕吐者加刮合谷；腹泻者加刮大巨。

①中脘 「和胃健脾、降逆利水」

定位： 位于上腹部，前正中线上，当脐中上4寸。

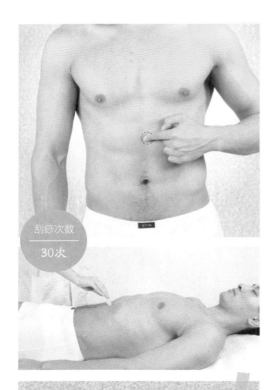

刮痧次数
30次

🔥 刮痧方法

用角刮法刮拭中脘穴，力度不宜太重，以出痧为度。

②天枢 「调中和胃、理气健脾」

定位： 位于脐中旁开2寸。

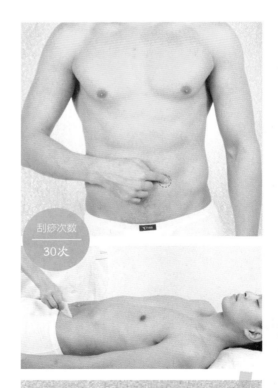

刮痧次数
30次

🔥 刮痧方法

用刮痧板刮拭两侧天枢穴，以皮肤出痧为度。

③足三里 「生发胃气」

定位： 位于小腿前外侧，当犊鼻下3寸，距胫骨前缘一横指（中指）。

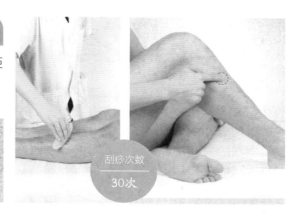

刮痧次数
30次

🔥 刮痧方法

用面刮法刮拭足三里穴，力度略重，以出痧为度。

④内关 「宁心安神、理气止痛」

定位： 位于前臂掌侧，当曲泽与大陵的连线上，腕横纹上2寸，掌长肌腱与桡侧腕屈肌腱之间。

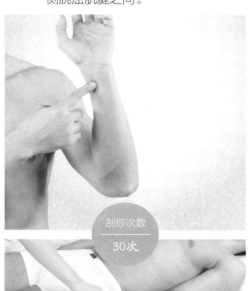

刮痧次数
30次

🔥 刮痧方法

用角刮法从上往下刮拭内关穴，力度适中，可不出痧。

⑤胃俞 「健脾和胃、宽中降逆」

定位： 位于背部，当第十二胸椎棘突下，旁开1.5寸。

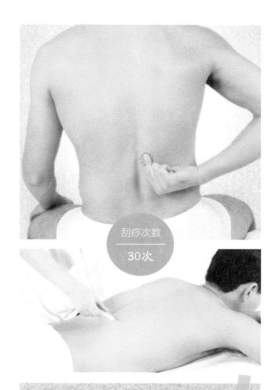

刮痧次数
30次

🔥 刮痧方法

用刮痧板侧边从上往下刮拭胃俞穴，以皮肤潮红发热为度。

胃痉挛

疾病概述：胃痉挛就是胃部肌肉抽搐，主要表现为上腹痛、呕吐等。出现胃痉挛时，主要是对症治疗，解痉止痛、止呕。胃痉挛与体质和饮食等因素有关，应注意调整饮食结构，多锻炼，提高机体的抵抗力。

基础取穴：梁门、不容、足三里、中脘、内关。

随症配穴：呃逆不止者加刮天突；恶寒发热者加刮膈俞；腹中冷痛者加刮关元。

---

① 梁门 「调肠和胃、消积化滞」

定位： 位于上腹部，当脐中上4寸，距前正中线2寸。

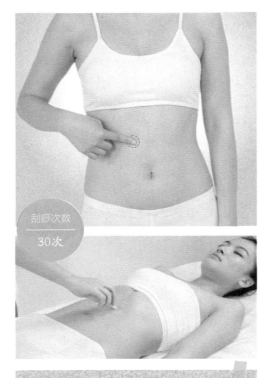

刮痧次数
30次

🔥 *刮痧方法*

用角刮法由上至下刮拭梁门穴，以皮下形成紫色痧斑、痧痕为度。

② 不容 「和胃止呕」

定位： 位于上腹部，当脐中上6寸，距前正中线2寸。

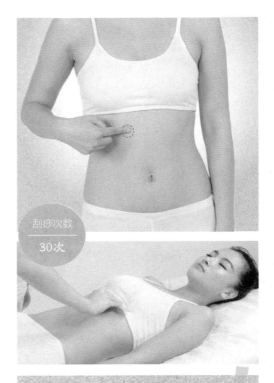

刮痧次数
30次

🔥 *刮痧方法*

用角刮法由上至下轻刮不容穴，可不出痧。

③足三里 「生发胃气」

定位： 位于小腿前外侧，当犊鼻下3寸，距胫骨前缘一横指（中指）。

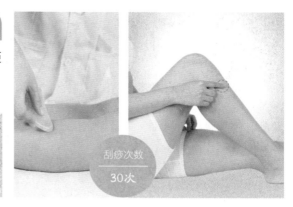

刮痧次数
30次

🔥 刮痧方法

用刮痧板厚边棱角刮拭足三里穴，以皮下出紫红或紫黑色痧痕为度。

---

④中脘 「和胃健脾、降逆利水」

定位： 位于上腹部，前正中线上，当脐中上4寸。

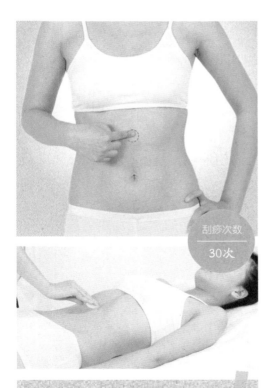

刮痧次数
30次

🔥 刮痧方法

用角刮法刮拭中脘穴，力度不宜太重，以出痧为度。

---

⑤内关 「宁心安神、理气止痛」

定位： 位于前臂掌侧，当曲泽与大陵的连线上，腕横纹上2寸，掌长肌腱与桡侧腕屈肌腱之间。

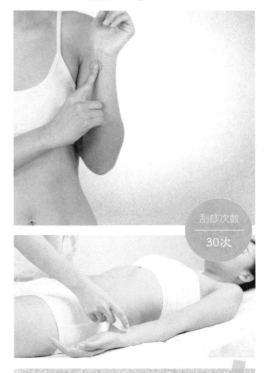

刮痧次数
30次

🔥 刮痧方法

用面刮法从上往下刮拭内关穴，力度适中，可不出痧。

消化不良

疾病概述： 消化不良是由胃动力障碍所引起的疾病，包括胃轻瘫和食管反流等病症。其主要表现为上腹痛、早饱、腹胀、嗳气等。长期的消化不良易导致肠内平衡紊乱，出现腹泻、便秘、腹痛等症状。

基础取穴： 中脘、足三里、天枢、脾俞、胃俞。

随症配穴： 呃逆、嗳气者加刮膻中；恶心、呕吐者加刮合谷；腹泻者加刮大巨。

---

①中脘 「和胃健脾、降逆利水」

定位： 位于上腹部，前正中线上，当脐中上4寸。

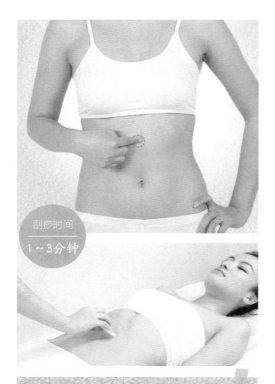

刮痧时间
1~3分钟

🔥 刮痧方法

用刮痧板侧边刮拭中脘穴，可不出痧，以皮肤表面出现潮红为度。

②足三里 「健脾和胃」

定位： 位于小腿前外侧，当犊鼻下3寸，距胫骨前缘一横指（中指）。

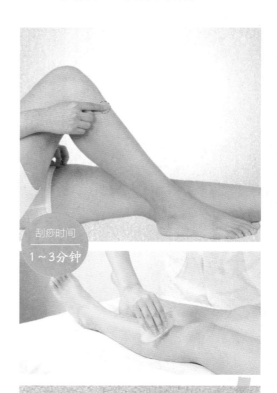

刮痧时间
1~3分钟

🔥 刮痧方法

用面刮法从上往下刮拭足三里穴，力度略重，可不出痧。

③天枢 「调中和胃、理气健脾」

定位： 位于腹中部，距脐中2寸。

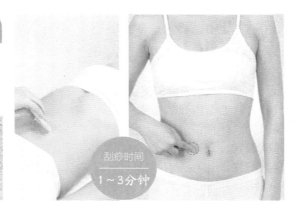

刮痧时间
1~3分钟

🔥 刮痧方法

用面刮法刮拭天枢穴，力度略轻，以出痧为度。

④脾俞 「健脾和胃」

定位： 位于背部，当第十一胸椎棘突下，旁开1.5寸。

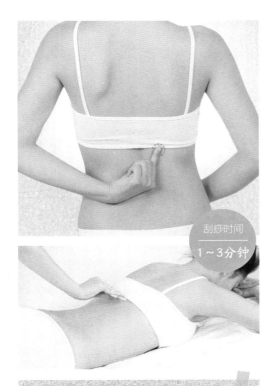

刮痧时间
1~3分钟

🔥 刮痧方法

用刮痧板侧边从上往下刮拭脾俞穴，以皮肤潮红发热为度。

⑤胃俞 「健脾和胃、宽中降逆」

定位： 位于背部，当第十二胸椎棘突下，旁开1.5寸。

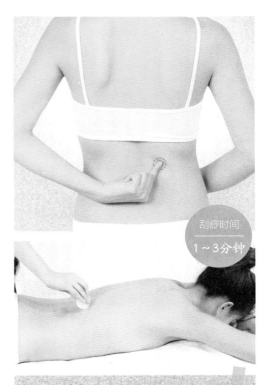

刮痧时间
1~3分钟

🔥 刮痧方法

用刮痧板侧边从上往下刮拭胃俞穴，以皮肤潮红发热为度。

腹胀

疾病概述： 腹胀是一种常见的消化系统症状，引起腹胀的原因有胃肠道胀气、各种原因所致的腹水、腹腔肿瘤等。当咽入胃内空气过多或消化吸收功能不良时，胃肠道内气体存留过多，而肠道内的气体又不能从肛门排出体外，则可导致腹胀。

基础取穴： 肝俞、脾俞、胃俞、足三里、三阴交。

随症配穴： 恶心、呕吐者加刮合谷；便秘者加刮气海；腹泻者加刮大巨。

---

①肝俞 「疏肝利胆 降火止痉」

定位： 位于背部，当第九胸椎棘突下，旁开1.5寸。

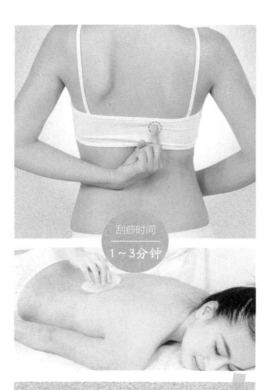

刮痧时间

1～3分钟

🔥 *刮痧方法*

用刮痧板侧边从上往下刮拭肝俞穴，以皮肤潮红发热为度。

②脾俞 「健脾和胃」

定位： 位于背部，当第十一胸椎棘突下，旁开1.5寸。

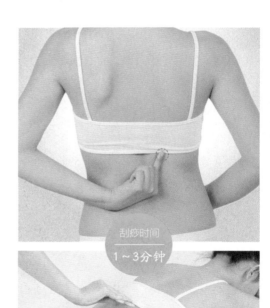

刮痧时间

1～3分钟

🔥 *刮痧方法*

用刮痧板的侧边从上往下刮拭脾俞穴，以皮肤潮红发热为度。

③ 胃俞 「健脾和胃、宽中降逆」

定位： 位于背部，当第十二胸椎棘突下，
旁开1.5寸。

🔥 **刮痧方法**

用刮痧板侧边从上往下刮拭胃俞穴，以皮肤潮红发热为度。

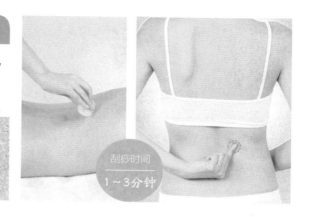

刮痧时间
1～3分钟

④ 足三里 「健脾和胃」

定位： 位于小腿前外侧，当犊鼻下3寸，距胫骨前缘一横指（中指）。

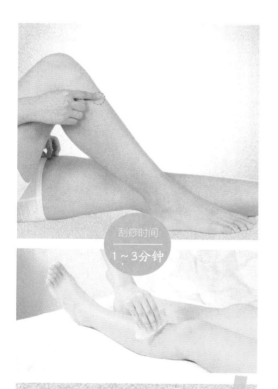

刮痧时间
1～3分钟

🔥 **刮痧方法**

用面刮法从上往下刮拭足三里穴，力度略重，可不出痧。

⑤ 三阴交 「健脾胃、益肝肾」

定位： 位于小腿内侧，当足内踝尖上3寸，胫骨内侧缘后方。

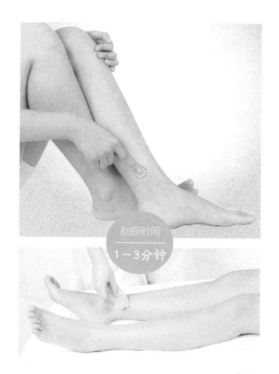

刮痧时间
1～3分钟

🔥 **刮痧方法**

用刮痧板侧边棱角刮拭三阴交穴，至皮肤潮红发热即可。

腹泻

疾病概述： 腹泻是肠道疾病最常见的一种症状，表现为排便次数明显增多，粪质稀薄，每日排便总量超过200克。一般正常人群每天只需排便1次，且大便成形，颜色呈黄褐色。

基础取穴： 天枢、足三里、合谷、脾俞、胃俞。

随症配穴： 腹中冷痛者加刮关元；恶心、呕吐者加刮内关；五更泄泻者加刮命门。

①天枢　「调中和胃、理气健脾」

定位： 位于脐中旁开2寸。

刮痧时间
1～3分钟

🔥 刮痧方法

用刮痧板从上往下刮拭两侧天枢穴，以皮肤出痧为度。

②足三里　「健脾和胃」

定位： 位于小腿前外侧，当犊鼻下3寸，距胫骨前缘一横指（中指）。

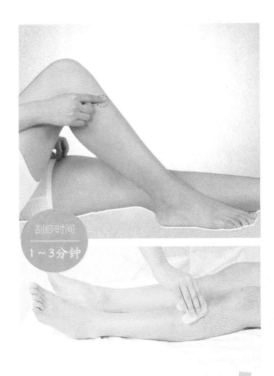

刮痧时间
1～3分钟

🔥 刮痧方法

用刮痧板角部从上往下刮拭足三里穴，力度略重，可不出痧。

③合谷 「镇静止痛、通经活络」

定位： 位于手背，第一、第二掌骨间，当
第二掌骨桡侧的中点处。

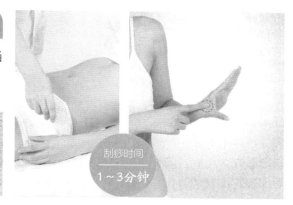

刮痧时间
1～3分钟

🔥 刮痧方法

用刮痧板一角反复刮拭合谷穴，力
度适中，可不出痧。

④脾俞 「健脾和胃」

定位： 位于背部，当第十一胸椎棘突下，
旁开1.5寸。

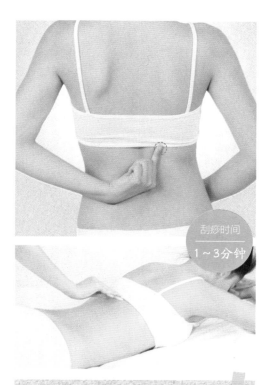

刮痧时间
1～3分钟

🔥 刮痧方法

用刮痧板侧边从上往下刮拭脾俞
穴，以皮肤潮红发热为度。

⑤胃俞 「健脾和胃、宽中降逆」

定位： 位于背部，当第十二胸椎棘突下，
旁开1.5寸。

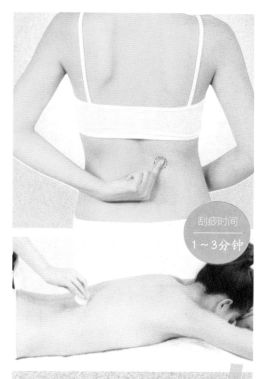

刮痧时间
1～3分钟

🔥 刮痧方法

用刮痧板侧边从上往下刮拭胃俞
穴，以皮肤潮红发热为度。

便秘

疾病概述： 便秘是临床常见症状，主要表现为排便次数减少、粪便量减少、粪便干结、排便费力等。引起功能性便秘的原因有：饮食不当，如饮水过少或进食含纤维素的食物过少；生活压力过大，精神紧张；滥用泻药，结肠运动功能紊乱；年老体虚，排便无力等。

基础取穴： 中脘、天枢、合谷、大肠俞、足三里。

随症配穴： 胃纳不佳者加刮胃俞；腰膝酸软者加刮肾俞；心烦、呕吐者加刮内关。

---

① 中脘 「和胃健脾、降逆利水」

定位： 位于上腹部，前正中线上，当脐中上4寸。

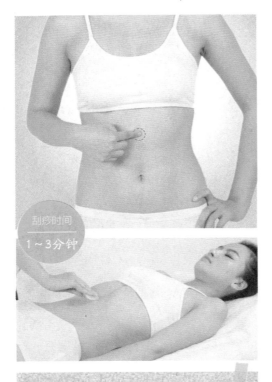

刮痧时间
1～3分钟

🔥 *刮痧方法*

用刮痧板角部刮拭中脘穴，可不出痧，以皮肤表面出现潮红为度。

② 天枢 「调中和胃、理气健脾」

定位： 位于脐中旁开2寸。

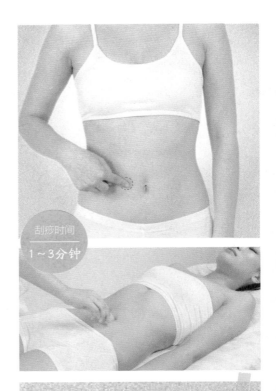

刮痧时间
1～3分钟

🔥 *刮痧方法*

用刮痧板角部点揉两侧天枢穴，以有酸胀感为度。

③合谷 「镇静止痛、通经活络」

定位： 位于手背，第一、二掌骨间，当第二掌骨桡侧的中点处。

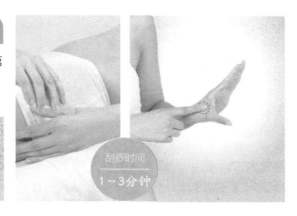

刮痧时间
1~3分钟

🔥 刮痧方法

用刮痧板一角反复刮拭合谷穴，力度适中，可不出痧。

④大肠俞 「理气降逆、调和肠胃」

定位： 位于腰部，当第四腰椎棘突下，旁开1.5寸。

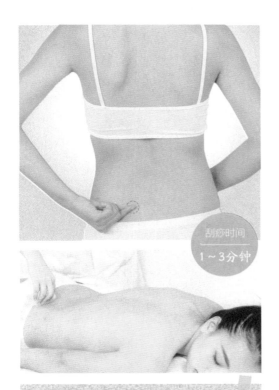

刮痧时间
1~3分钟

🔥 刮痧方法

用面刮法由上往下轻刮大肠俞穴，不可逆刮，对侧以同样手法操作。

⑤足三里 「健脾和胃」

定位： 位于小腿前外侧，当犊鼻下3寸，距胫骨前缘一横指（中指）。

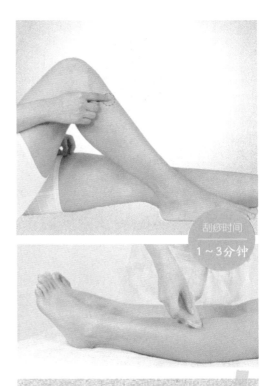

刮痧时间
1~3分钟

🔥 刮痧方法

用刮痧板厚边棱角自上而下刮拭足三里穴，刮至出现痧痕为度。

痔疮

疾病概述： 痔疮又称痔核，是肛门科最常见的疾病。临床上分为三种类型：位于齿线以上的为内痔，在肛门齿线以外的为外痔，二者混合存在的称混合痔。其主要表现为：外痔感染发炎或形成血栓外痔时，则局部肿痛；内痔为便后带血，重者有不同程度贫血。

基础取穴： 百会、大肠俞、孔最、足三里、三阴交。

随症配穴： 便血色淡者加刮气海；痔核坏死者加刮太冲；肛门糜烂者加刮阴陵泉。

---

①百会 「熄风醒脑、升阳固脱」

定位： 位于头部，当前发际正中直上5寸，或两耳尖连线的中点处。

刮痧次数
30次

🔥 *刮痧方法*

用刮痧板角部刮拭百会穴，力度以感觉舒适为宜。

②大肠俞 「调和肠胃」

定位： 位于腰部，当第四腰椎棘突下，旁开1.5寸。

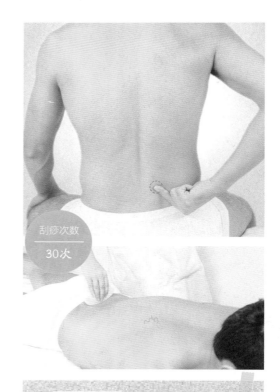

刮痧次数
30次

🔥 *刮痧方法*

用刮痧板厚边侧边自上而下刮拭大肠俞穴，刮至皮肤发红为止。

③孔最 「清热止血」

定位： 位于前臂掌面桡侧，当尺泽与太渊连线上，腕横纹上7寸。

🔥 **刮痧方法**

用面刮法从上往下刮拭孔最穴，以潮红出痧为度。

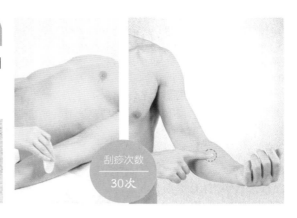

刮痧次数
30次

④足三里 「健脾和胃」

定位： 位于小腿前外侧，当犊鼻下3寸，距胫骨前缘一横指（中指）。

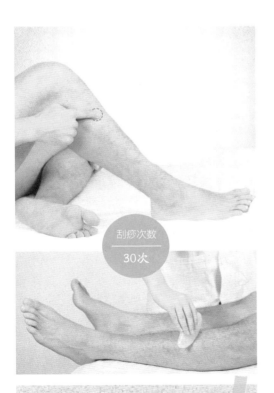

刮痧次数
30次

🔥 **刮痧方法**

以刮痧板厚边为着力点刮拭足三里穴，刮至出现痧痕为度。

⑤三阴交 「健脾胃、益肝肾」

定位： 位于小腿内侧，当足内踝尖上3寸，胫骨内侧缘后方。

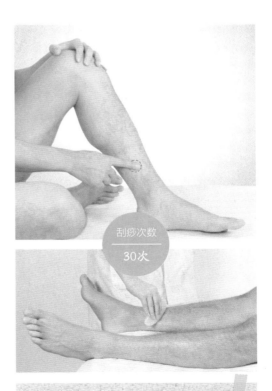

刮痧次数
30次

🔥 **刮痧方法**

用刮痧板侧边刮拭三阴交穴，至皮肤潮红发热即可。

痢疾

疾病概述： 痢疾为急性肠道传染病之一，主要病因是外感时邪疫毒，内伤饮食不洁。病位在肠，与脾胃有密切关系。临床表现为腹痛、腹泻、里急后重、排脓血便，伴全身中毒等症状。一般起病急，以高热、腹泻、腹痛为主要症状，若发生惊厥、呕吐，多为疫毒痢。

基础取穴： 大杼、上巨虚。

随症配穴： 下痢脓血者加刮孔最；胃纳不佳者加刮胃俞；腹中冷痛者加刮关元。

---

①大杼 「清热祛痛」

定位： 位于背部，当第一胸椎棘突下，旁开1.5寸。

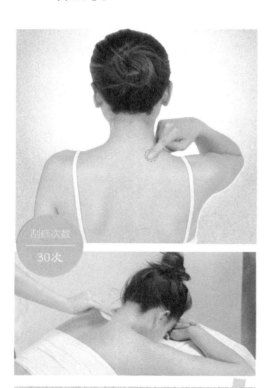

刮痧次数
30次

🔥 **刮痧方法**

用面刮法从上至下刮拭大杼穴，力度稍重，以出痧为度。

②上巨虚 「调和肠胃」

定位： 位于小腿前外侧，当犊鼻下6寸，距胫骨前缘一横指（中指）。

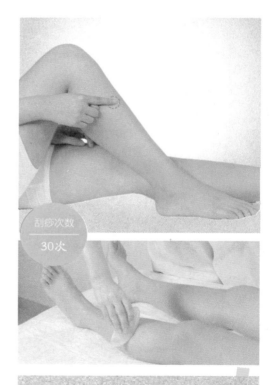

刮痧次数
30次

🔥 **刮痧方法**

以刮痧板侧边由上至下刮拭上巨虚穴，至皮肤发红为止。

癫痫

疾病概述： 癫痫俗称"羊癫风"，是大脑神经元突发性异常放电导致出现短暂的大脑功能障碍的一种慢性疾病。以突然昏仆、口吐涎沫、两目上视、四肢抽搐，或口中如有猪羊叫声等为临床特征，可表现为自主意识及精神障碍。

基础取穴： 鸠尾、行间。

随症配穴： 平素胁痛者加刮筋缩；痰多者加刮丰隆；平素头晕者加刮百会。

---

①鸠尾 「安心宁神、宽胸定喘」

定位： 位于上腹部，前正中线上，当胸剑结合部下1寸。

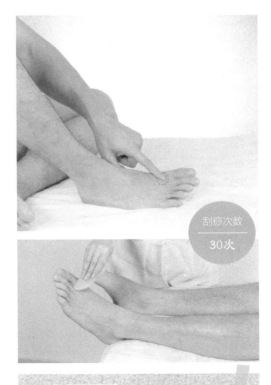

刮痧次数
30次

🔥 刮痧方法

用角刮法刮拭鸠尾穴，力度适中，以皮肤出现红晕为度。

②行间 「清热泻火、凉血安神」

定位： 位于足背侧，当第一、二趾间，趾蹼缘的后方赤白肉际处。

刮痧次数
30次

🔥 刮痧方法

用角刮法重刮足背的行间穴，以皮肤发热为度。

肝炎

疾病概述： 肝炎是肝脏出现的炎症。肝炎致病的原因各异，最常见的是病毒造成的，此外还有自身免疫造成的。通常我们生活中所说的肝炎，多数指的是由甲型、乙型、丙型等肝炎病毒引起的病毒性肝炎。肝炎的早期症状及表现有食欲减退，消化功能差，进食后腹胀，没有饥饿感。

基础取穴： 太冲、期门、悬枢、肝俞、章门。

随症配穴： 胃纳不佳者加刮足三里；口苦者加刮胆俞；胁痛、潮热者加刮阴陵泉。

---

①太冲 「疏肝养血、清利下焦」

定位： 位于足背侧，当第一跖骨间隙的后方凹陷处。

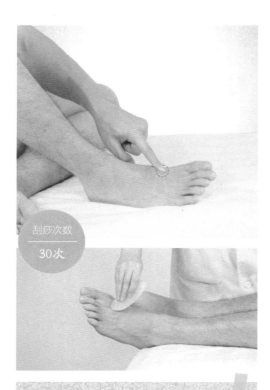

刮痧次数
30次

🔥 *刮痧方法*

用刮痧板一角反复刮拭太冲穴，以局部酸痛或出痧为度。

②期门 「疏肝健脾、理气活血」

定位： 位于胸部，乳头直下，第六肋间隙，前正中线旁开4寸。

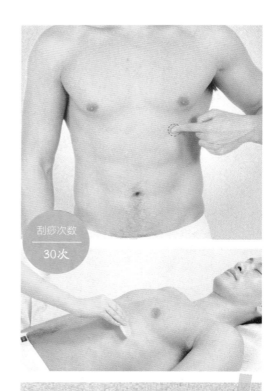

刮痧次数
30次

🔥 *刮痧方法*

以刮痧板侧边为着力点，由上至下反复刮拭期门穴，可不出痧。

③悬枢　「助阳健脾、通调肠气」

定位： 位于腰部，后正中线上，第一腰椎棘突下凹陷中。

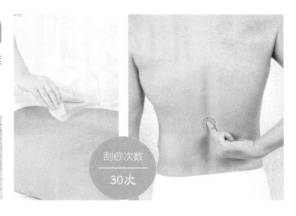

刮痧次数
30次

🔥 刮痧方法

以刮痧板角部为着力点，刮拭悬枢穴，以出痧为度。

④肝俞　「疏肝利胆、降火止痉」

定位： 位于背部，第九胸椎棘突下，旁开1.5寸。

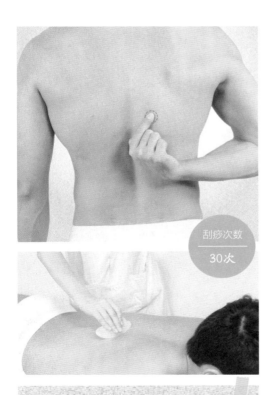

刮痧次数
30次

🔥 刮痧方法

用面刮法刮拭肝俞穴，力度略重，以出痧为度。

⑤章门　「疏肝健脾、理气散结」

定位： 位于侧腹部，当第十一肋游离端的下方。

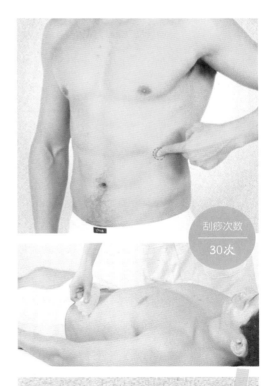

刮痧次数
30次

🔥 刮痧方法

用面刮法刮拭章门穴，以皮肤出现潮红发热为度。

胆结石

疾病概述：胆结石是指发生在胆囊内的结石所引起的疾病，它是一种常见病，随年龄增长，发病率也逐渐升高，且女性明显多于男性。随着生活水平的提高，饮食习惯的改变，我国的胆石症从以胆管的胆色素结石为主转变为以胆囊胆固醇结石为主。

基础取穴：日月、期门、丘墟、阳陵泉、胆囊。

随症配穴：胃纳不佳、恶心厌油者加刮足三里；目赤肿痛、头痛者加刮外关；胁肋胀满者加刮肝俞。

---

① 日月 「利胆疏肝、降逆和胃」

定位： 位于上腹部，当乳头直下，第七肋间隙，前正中线旁开4寸。

刮痧次数 30次

🔥 刮痧方法

用面刮法从上向下刮拭日月穴，力度适中，可不出痧。

② 期门 「疏肝健脾、理气活血」

定位： 位于胸部，当乳头直下，第六肋间隙，前正中线旁开4寸。

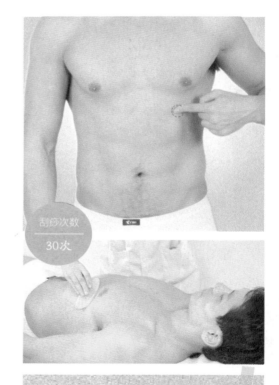

刮痧次数 30次

🔥 刮痧方法

用刮痧板的厚边棱角为着力点，从上往下刮拭期门穴，至皮肤发红。

③丘墟 「疏肝利胆、消肿止痛」

定位： 位于足外踝的前下方的凹陷处。

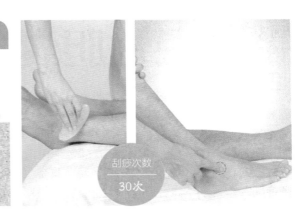

刮痧次数
30次

🔥 刮痧方法

用面刮法由上至下刮拭丘墟穴，以出痧为度。

④阳陵泉 「疏肝、强健腰膝」

定位： 位于小腿外侧，腓骨小头前下方的凹陷中。

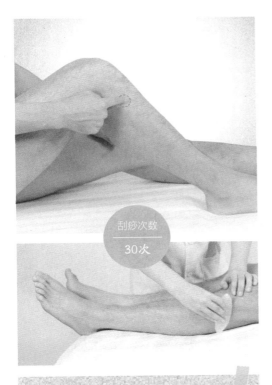

刮痧次数
30次

🔥 刮痧方法

用面刮法刮拭阳陵泉穴，力度微重，以出现痧点、斑块为度。

⑤胆囊 「疏肝利胆」

定位： 位于小腿外侧上部，当腓骨小头前下方凹陷处直下2寸。

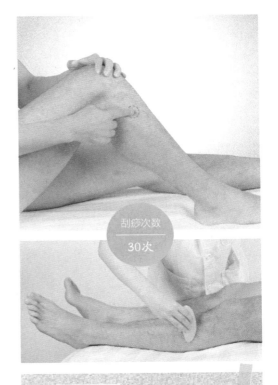

刮痧次数
30次

🔥 刮痧方法

用面刮法刮拭胆囊穴，力度适中，以出痧为度。

慢性胆囊炎

疾病概述： 慢性胆囊炎是指胆汁刺激、胰液向胆管反流，以及胆红素和类脂质代谢失调等引起的疾病。本病多见于35～55岁的中年人，女性发病较男性为多，尤多见于肥胖且多次妊娠的妇女。临床主要表现为反复发作、腹胀，右上腹及上腹不适或疼痛，常放射至右肩背，伴嗳气、反酸等消化不良症状。

基础取穴： 日月、章门、肝俞、中脘、胆俞。

随症配穴： 胃纳不佳者加刮足三里；胁痛、潮热者加刮阴陵泉；腹胀者加刮脾俞。

---

① 日月 「利胆疏肝、降逆和胃」

定位： 位于上腹部，当乳头直下，第七肋间隙，前正中线旁开4寸。

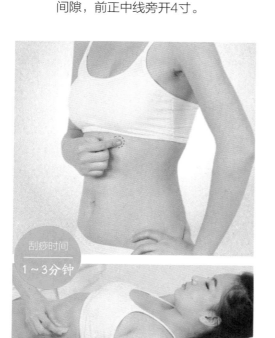

刮痧时间
1～3分钟

🔥 刮痧方法

用刮痧板角部从内往外刮拭日月穴，力度适中，以潮红出痧为度。

② 章门 「疏肝健脾、理气散结」

定位： 位于侧腹部，当第十一肋游离端的下方。

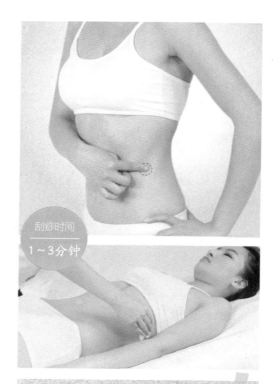

刮痧时间
1～3分钟

🔥 刮痧方法

用刮痧板角部刮拭章门穴，直至皮肤发红。

③肝俞 「疏肝利胆、降火止痉」

定位： 位于背部，当第九胸椎棘突下，旁开1.5寸。

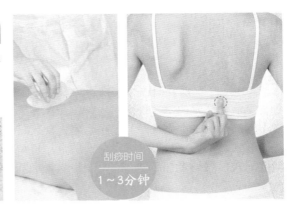

🔥 **刮痧方法**

用刮痧板侧边由上至下刮拭肝俞穴，直至皮肤发红。

刮痧时间
1～3分钟

④中脘 「和胃健脾、降逆利水」

定位： 位于上腹部，前正中线上，当脐中上4寸。

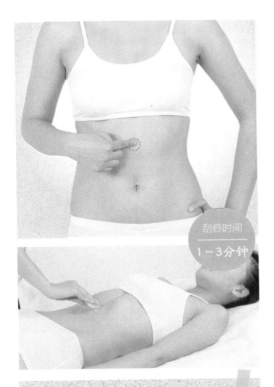

刮痧时间
1～3分钟

🔥 **刮痧方法**

用刮痧板角部刮拭中脘穴，可不出痧，以皮肤表面出现潮红为度。

⑤胆俞 「清热利胆」

定位： 位于背部，第十胸椎棘突下，旁开1.5寸。

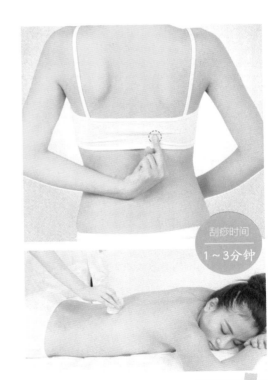

刮痧时间
1～3分钟

🔥 **刮痧方法**

用刮痧板侧边由上至下刮拭胆俞穴，直至皮肤发红。

慢性胃炎

疾病概述： 慢性胃炎是指不同病因引起的各种慢性胃黏膜炎性病变，是一种常见病，其发病率在胃病中居首位。在临床上，大多数患者常无明显症状或仅表现为程度不同的消化不良症状，如上腹隐痛、食欲减退、餐后饱胀、反酸等。

基础取穴： 中脘、足三里、公孙、脾俞、胃俞。

随症配穴： 腹泻者加刮大巨；腹中冷痛者加刮关元；恶心、呕吐者加刮合谷。

---

①中脘 「和胃健脾、降逆利水」

定位： 位于上腹部，前正中线上，当脐中上4寸。

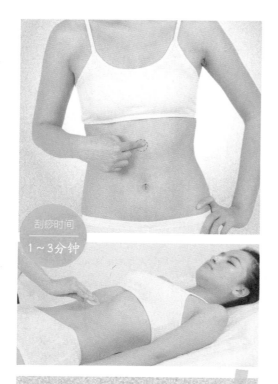

刮痧时间
1~3分钟

🔥 *刮痧方法*

用刮痧板角部刮拭中脘穴，可不出痧，以皮肤表面出现潮红为度。

②足三里 「健脾和胃」

定位： 位于小腿前外侧，当犊鼻下3寸，距胫骨前缘一横指（中指）。

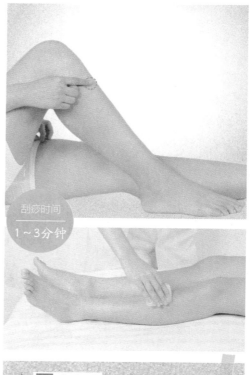

刮痧时间
1~3分钟

🔥 *刮痧方法*

用刮痧板角部从上往下刮拭足三里穴，力度略重，可不出痧。

③公孙 「健脾胃、调冲任」

定位： 位于足内侧缘，当第一跖骨基底部的前下方。

🔥 刮痧方法

用刮痧板角部刮拭公孙穴，至潮红发热即可。

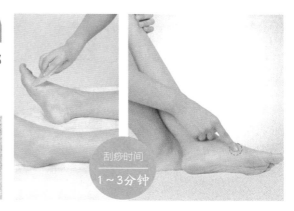

刮痧时间
1～3分钟

④脾俞 「健脾和胃」

定位： 位于背部，当第十一胸椎棘突下，旁开1.5寸。

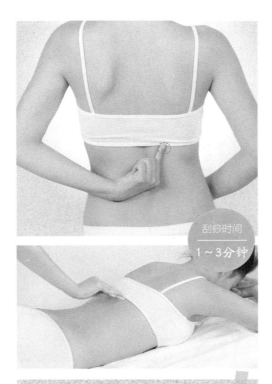

刮痧时间
1～3分钟

🔥 刮痧方法

用刮痧板侧边从上往下刮拭脾俞穴，以皮肤潮红发热为度。

⑤胃俞 「健脾和胃、宽中降逆」

定位： 位于背部，当第十二胸椎棘突下，旁开1.5寸。

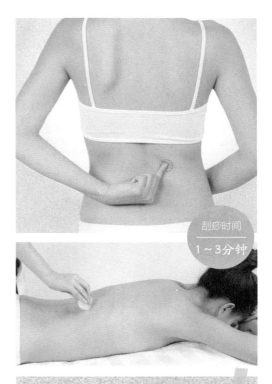

刮痧时间
1～3分钟

🔥 刮痧方法

用刮痧板侧边从上往下刮拭胃俞穴，以皮肤潮红发热为度。

肥胖症

疾病概述： 肥胖是指一定程度的明显超重与脂肪层过厚的症状，是体内脂肪尤其是三酰甘油积聚过多而导致的一种症状。肥胖严重者容易引起高血压、心血管病、肝脏病变、肿瘤、睡眠呼吸暂停综合征等一系列的问题。

基础取穴： 中脘、足三里。

随症配穴： 腹胀者加刮脾俞；痰多者加刮丰隆；腰膝酸软者加刮肾俞。

---

① 中脘 「和胃健脾、降逆利水」

定位： 位于上腹部，前正中线上，当脐中上4寸。

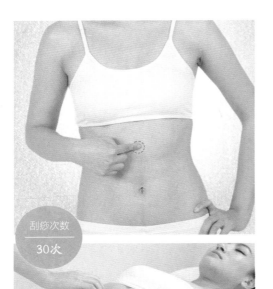

刮痧次数
30次

🔥 **刮痧方法**

用角刮法由上至下刮拭中脘穴，以皮肤表面出现潮红为度。

② 足三里 「健脾和胃」

定位： 位于小腿前外侧，当犊鼻下3寸，距胫骨前缘一横指（中指）。

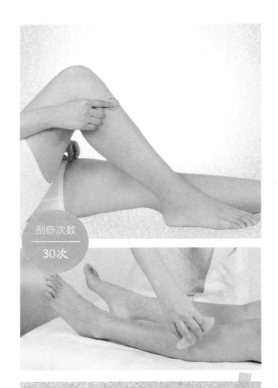

刮痧次数
30次

🔥 **刮痧方法**

用面刮法由上至下刮拭足三里穴，以皮肤出现红晕为度。

中暑

疾病概述：中暑指长时间在高温和热辐射的作用下，机体出现以体温调节障碍，水、电解质代谢紊乱及神经系统与循环系统障碍为主要表现的急性疾病。主要症状有头痛、头晕、口渴、多汗、发热、恶心、呕吐、胸闷、四肢无力发酸、脉搏细速、血压下降，重症者有头痛剧烈、昏厥、昏迷、痉挛等症状。

基础取穴：哑门、内关。

随症配穴：恶心、呕吐者加刮合谷；头痛、头晕者加刮风府；昏迷者加刮人中。

---

①哑门 「开窍醒神、平肝熄风」

定位： 位于项部，当后发际正中直上0.5寸，第一颈椎下。

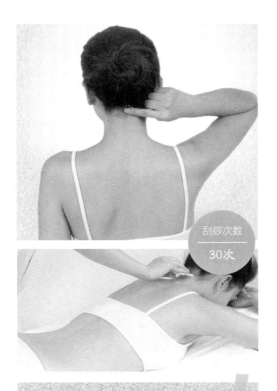

刮痧次数
30次

🔥 刮痧方法

用刮痧板侧边由上至下刮拭哑门穴，以出痧为度。

②内关 「宁心安神、理气止痛」

定位： 位于前臂掌侧，腕横纹上2寸，掌长肌腱与桡侧腕屈肌腱之间。

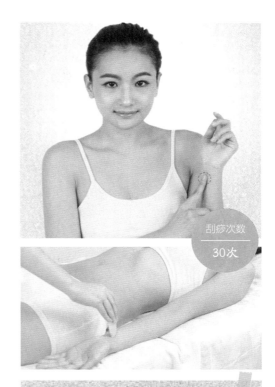

刮痧次数
30次

🔥 刮痧方法

用角刮法刮拭内关穴，力度微重，以出痧为度。

水肿

疾病概述：水肿是指血管外的组织间隙中有过多的体液积聚，为临床常见症状之一。水肿是全身出现气化功能障碍的一种表现，与肺、脾、肾、三焦各脏腑密切相关。依据症状表现不同而分为阳水、阴水二类，常见于肾炎、肺心病、肝硬化、营养障碍及内分泌失调等疾病。

基础取穴： 水分、合谷、复溜、三焦俞、肾俞。

随症配穴： 小便不利者加刮京门；恶心、呕吐者加刮脾俞；痰多者加刮丰隆。

①水分 「渗湿利水」

定位： 位于上腹部，前正中线上，当脐中上1寸。

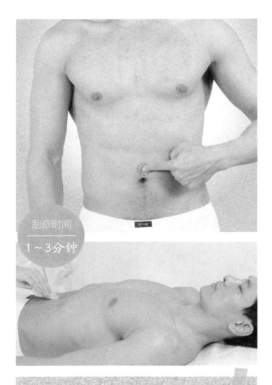

刮痧时间 1～3分钟

🔥 刮痧方法

用角刮法从上往下刮拭水分穴，至皮肤发红出痧为止。

②合谷 「镇静止痛、通经活络」

定位： 位于手背，第一、二掌骨间，当第二掌骨桡侧的中点处。

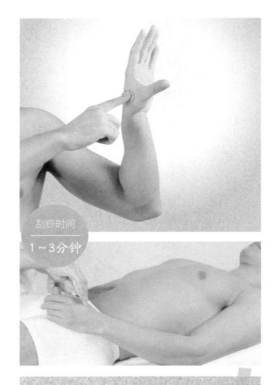

刮痧时间 1～3分钟

🔥 刮痧方法

用角刮法从上往下刮拭合谷穴，力度适中，至潮红出痧为度。

③复溜 「补肾益阴、温阳利水」

定位： 位于小腿内侧，太溪直上2寸，跟腱的前方。

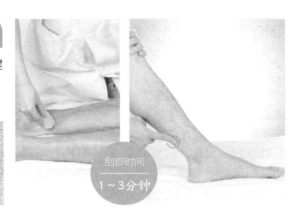

刮痧方法

用角刮法刮拭复溜穴，可不出痧。

刮痧时间
1～3分钟

④三焦俞 「利水强腰」

定位： 位于腰部，第一腰椎棘突下，旁开1.5寸。

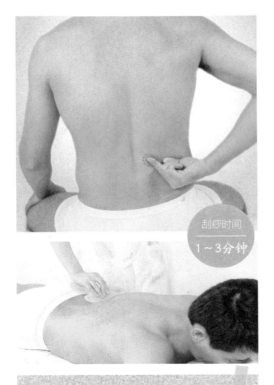

刮痧时间
1～3分钟

刮痧方法

用面刮法从上而下刮拭三焦俞穴，以出痧为度。

⑤肾俞 「益肾助阳」

定位： 位于腰部，第二腰椎棘突下，旁开1.5寸。

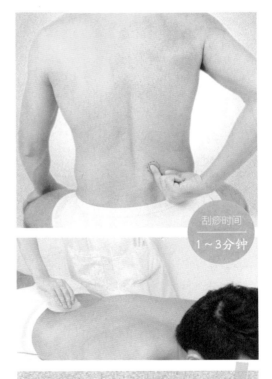

刮痧时间
1～3分钟

刮痧方法

用面刮法从上而下刮拭肾俞穴，力度微重，以出痧为度。

落枕

疾病概述： 落枕多因睡卧时体位不当，造成颈部肌肉损伤，或颈部感受风寒，或外伤致使经络不通，气血凝滞，筋脉拘急而成。临床主要表现为颈项部强直，酸痛不适，不能转动自如，并向一侧歪斜，甚则疼痛牵连患侧肩背及上肢。

基础取穴： 大椎、肩外俞、后溪、列缺、天髎。

随症配穴： 肘臂麻木加刮手五里；头痛者加刮太阳；心烦、失眠者加刮完骨。

---

①大椎　「清热解表」

定位： 位于后正中线上，第七颈椎棘突下凹陷中。

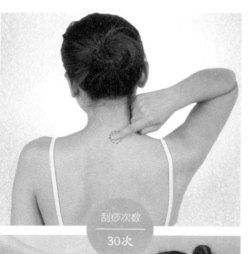

刮痧次数
30次

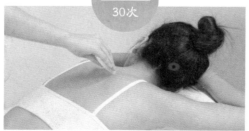

🔥 **刮痧方法**

用刮痧板角部由上至下刮拭大椎穴，可不出痧。

②肩外俞　「舒经活络」

定位： 位于背部，当第一胸椎棘突下，旁开3寸。

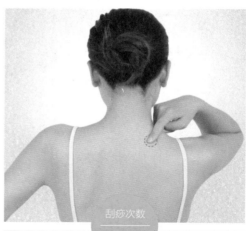

刮痧次数
30次

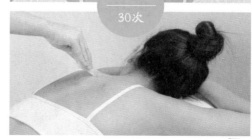

🔥 **刮痧方法**

用刮痧板角部刮拭肩外俞穴，至皮肤潮红发热为度，可不出痧。

③后溪 「清心宁神、舒筋活络」

定位： 位于手掌尺侧，微握拳，当小指本
节后的远侧掌横纹头赤白肉际处。

刮痧方法

用面刮法重刮后溪穴，以皮肤出痧
为度。

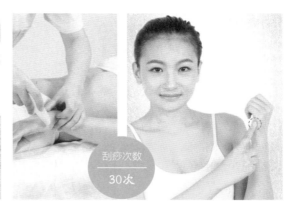

刮痧次数
30次

④列缺 「止咳平喘、通经活络」

定位： 位于前臂桡侧缘，桡骨茎突上方，
腕横纹上1.5寸，当肱桡肌与拇长展
肌腱之间。

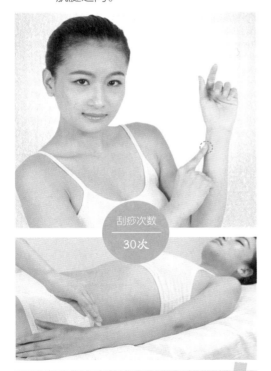

刮痧次数
30次

刮痧方法

用角刮法从上向下刮拭列缺穴，以
出痧为度。

⑤天髎 「祛风除湿、通经止痛」

定位： 位于肩胛部，肩井与曲垣的中间，
当肩胛骨上角处。

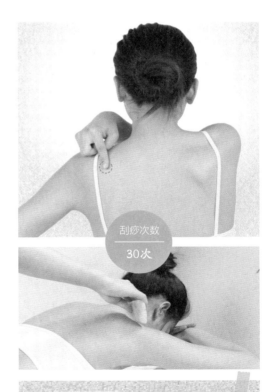

刮痧次数
30次

刮痧方法

用刮痧板侧边刮拭天髎穴，至皮肤
潮红发热为度，可不出痧。

牙痛

疾病概述： 牙痛又称齿痛，是一种常见的口腔科疾病，主要由牙齿本身、牙周组织及颌骨的疾病等所引起。临床主要表现为牙齿疼痛、龋齿、牙龈肿胀、龈肉萎缩、牙齿松动、牙龈出血等，遇冷、热、酸、甜等刺激，则疼痛加重。

基础取穴： 下关、颊车、合谷、行间、太溪。

随症配穴： 咽喉肿痛者加刮少商；目赤肿痛者加刮当阳；口角流涎者加刮地仓。

---

① 下关 「消肿止痛、聪耳通络」

定位： 位于面部耳前方，当颧弓与下颌切迹所形成的凹陷中。

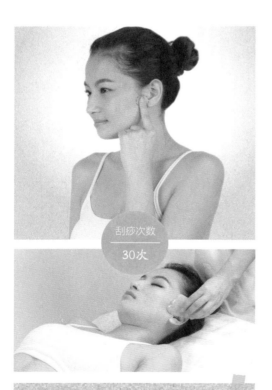

刮痧次数
30次

🔥 刮痧方法

用角刮法刮拭下关穴，至皮肤发红出痧为止。

② 颊车 「祛风清热、开关通络」

定位： 位于下颌角前上方约一横指，当咀嚼时咬肌隆起，按之凹陷处。

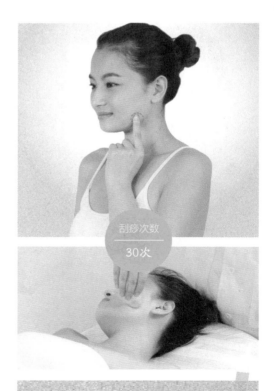

刮痧次数
30次

🔥 刮痧方法

用角刮法刮拭颊车穴，至皮肤发红出痧为止。

③合谷 「镇静止痛、通经活络」

定位： 位于手背，第一、二掌骨间，当第二掌骨桡侧的中点处。

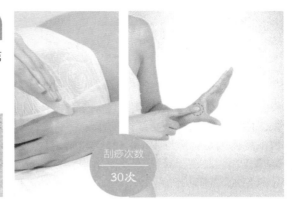

刮痧次数
30次

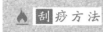 刮痧方法

用角刮法刮拭合谷穴，至皮肤发红出痧为止。

④行间 「清热泻火、凉血安神」

定位： 位于足背侧，当第一、二趾间，趾蹼缘的后方赤白肉际处。

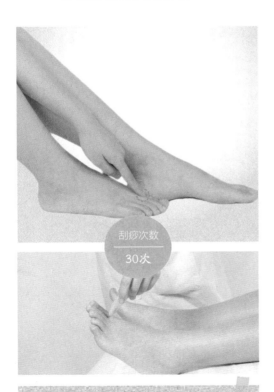

刮痧次数
30次

刮痧方法

用点按法垂直刮拭行间穴，由轻至重，逐渐加力。

⑤太溪 「清热生气」

定位： 位于足内侧，内踝后方，当内踝尖与跟腱之间的凹陷处。

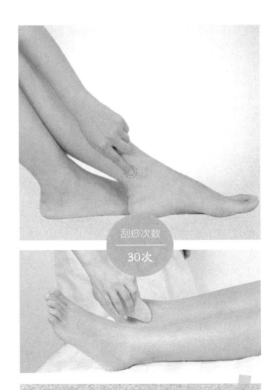

刮痧次数
30次

刮痧方法

用角刮法刮拭太溪穴，由轻至重，逐渐加力。

痤疮

疾病概述： 痤疮是美容皮肤科最常见的病症，又叫青春痘、粉刺、毛囊炎，多发于面部。痤疮的发生原因较复杂，与多种因素有关，如饮食结构不合理、精神紧张、内脏功能紊乱、生活或工作环境不佳、某些微量元素缺乏、遗传因素、大便秘结等。但主要诱因是青春期发育成熟，体内雄性激素水平升高。

基础取穴： 脾俞、合谷、足三里、丰隆、三阴交。

随症配穴： 便秘者加刮气海；鼻塞、流黄涕者加刮迎香；面颊肿痛者加刮下关。

①脾俞 「健脾和胃」

定位： 位于背部，当第十一胸椎棘突下，旁开1.5寸。

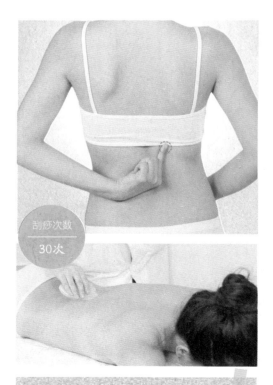

刮痧次数
30次

🔥 刮痧方法

用刮痧板厚边棱角刮拭脾俞穴，力度适中，以出痧为度。

②合谷 「镇静止痛、通经活络」

定位： 位于手背，第一、第二掌骨间，当第二掌骨桡侧的中点处。

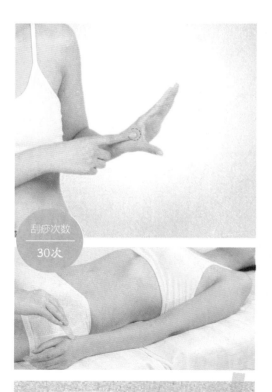

刮痧次数
30次

🔥 刮痧方法

用刮痧板角部刮拭合谷穴，至皮下紫色痧斑、痧痕形成为止。

③足三里 「燥化脾湿」

定位： 位于小腿前外侧，当犊鼻下3寸，距胫骨前缘一横指（中指）。

🔥 刮痧方法

·用面刮法刮拭足三里穴，力度适中，以出痧为度。

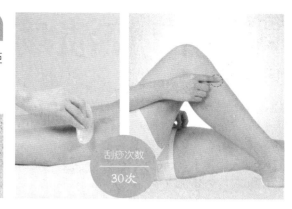

刮痧次数
30次

④丰隆 「祛痰化湿」

定位： 位于小腿前外侧，当外踝尖上8寸，条口外，距胫骨前缘二横指（中指）。

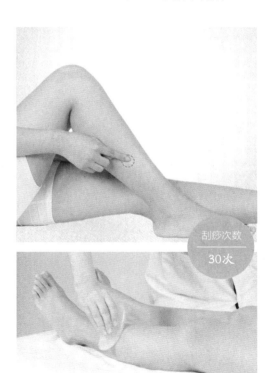

刮痧次数
30次

🔥 刮痧方法

用面刮法从上向下刮拭丰隆穴，手法宜轻，以出痧为度。

⑤三阴交 「健脾胃、益肝肾」

定位： 位于小腿内侧，当足内踝尖上3寸，胫骨内侧缘后方。

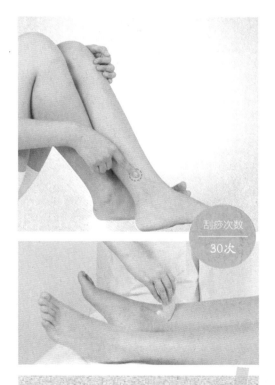

刮痧次数
30次

🔥 刮痧方法

用刮痧板厚边棱角从上向下刮拭三阴交穴，手法宜轻，以出痧为度。

口腔溃疡

疾病概述： 口腔溃疡又称"口疮"，是指发生在口腔黏膜上的表浅性溃疡，普通感冒、消化不良、精神紧张、情绪低沉等情况均能引起该病的发生。常见症状有：在口腔内唇、舌、颊黏膜、齿龈、硬腭等处出现白色或淡黄色大小不等的溃烂点，常伴有烦躁不安、身体消瘦、发热等症状。

基础取穴： 颊车、三阴交、合谷、下关、太溪。

随症配穴： 齿痛流涎者加刮地仓；咽喉肿痛者加刮少商；目赤肿痛者加刮当阳。

① 颊车 「祛风清热、开关通络」

定位： 位于下颌角前上方约一横指，当咀嚼时咬肌隆起，按之凹陷处。

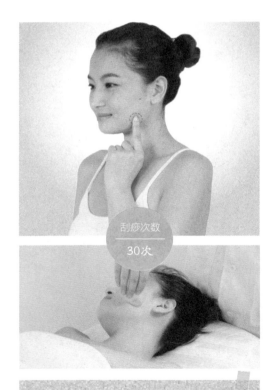

刮痧次数
30次

🔥 **刮痧方法**

用角刮法由上至下刮拭颊车穴，以皮肤发热为度。

② 三阴交 「健脾胃、益肝肾」

定位： 位于小腿内侧，当足内踝尖上3寸，胫骨内侧缘后方。

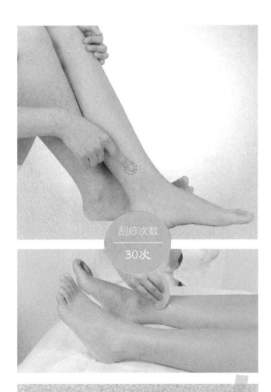

刮痧次数
30次

🔥 **刮痧方法**

用刮痧板厚边棱角从上向下刮拭三阴交穴，手法宜轻，以出痧为度。

③合谷 「镇静止痛、通经活络」

定位： 位于手背，第一、二掌骨间，当第二掌骨桡侧的中点处。

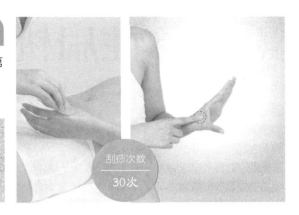

刮痧次数
30次

🔥 刮痧方法

用角刮法重刮合谷穴，以皮肤表面出现潮红为度。

④下关 「消肿止痛、聪耳通络」

定位： 位于面部耳前方，当颧弓与下颌切迹所形成的凹陷中。

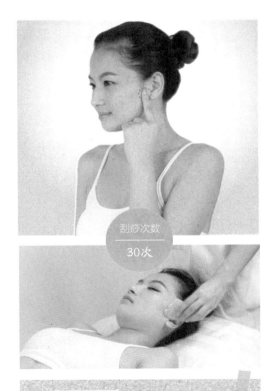

刮痧次数
30次

🔥 刮痧方法

用角刮法刮拭下关穴，至皮肤发红出痧为止。

⑤太溪 「清热生气」

定位： 位于足内侧，内踝后方，当内踝尖与跟腱之间的凹陷处。

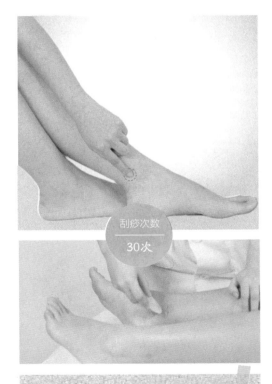

刮痧次数
30次

🔥 刮痧方法

用点按法垂直刮拭太溪穴，由轻至重，逐渐加力。

急性扁桃体炎

疾病概述： 扁桃体位于扁桃体隐窝内，是人体呼吸道的第一道免疫器官。但它的免疫能力只能达到一定的效果，当吸入的病原微生物数量较多或吸入毒力较强的病原菌时，就会引起相应的症状，如出现红肿、疼痛、化脓，并伴有头痛、咽痛、高热畏寒等症状。

基础取穴： 天突、孔最、曲池、大陵、太渊。

随症配穴： 痰多者加刮丰隆；胸闷气急者加刮膻中；咽喉肿痛者加刮少商。

---

①天突 「理气平喘」

定位： 位于颈部，当前正中线上，胸骨上窝中央。

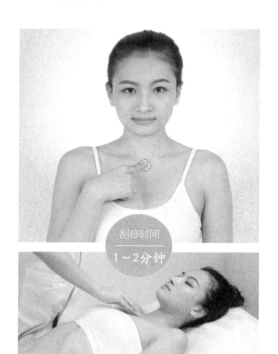

刮痧时间
1～2分钟

🔥 刮痧方法

用刮痧板角部刮拭天突穴，力度适中，以皮肤潮红出痧为度。

②孔最 「清热止血 润肺理气」

定位： 位于前臂掌面桡侧，尺泽穴与太渊穴连线上，腕横纹上7寸处。

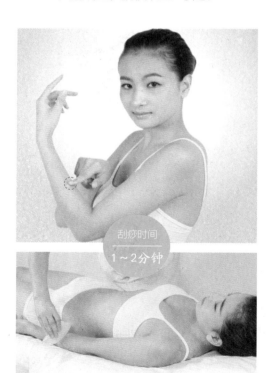

刮痧时间
1～2分钟

🔥 刮痧方法

用刮痧板厚边刮拭孔最穴，力度适中，以出痧为度。

③曲池 「清热和营、降逆活络」

定位： 位于肘横纹外侧端，屈肘，当尺泽与肱骨外上髁连线中点。

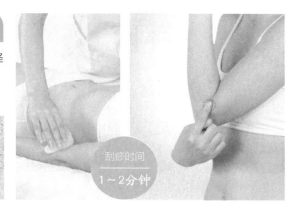

刮痧方法

用刮痧板厚边刮拭曲池穴，力度适中，以出痧为度。

刮痧时间
1~2分钟

④大陵 「清心宁神、宽胸和胃」

定位： 位于腕掌横纹的中点处，当掌长肌腱与桡侧腕屈肌腱之间。

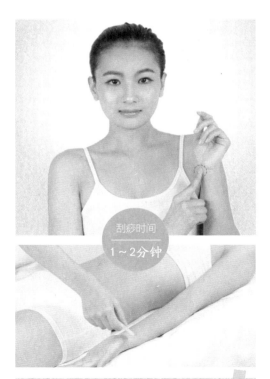

刮痧时间
1~2分钟

刮痧方法

用角刮法从上向下刮拭大陵穴，力度适中，以出痧为度。

⑤太渊 「止咳化痰、通调血脉」

定位： 位于腕掌侧横纹桡侧，当桡动脉搏动处。

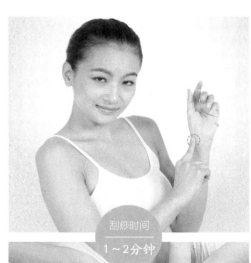

刮痧时间
1~2分钟

刮痧方法

用角刮法从上向下刮拭太渊穴，力度适中，以出痧为度。

中耳炎

疾病概述： 中耳炎是累及中耳全部或部分结构的炎性病变，好发于儿童。中耳炎可分为非化脓性及化脓性两大类。化脓性中耳炎以耳内流脓为主要表现，同时还伴有耳内疼痛、胸闷等症状。非化脓性者包括分泌性中耳炎、气压损伤性中耳炎等。

基础取穴： 耳门、听宫。

随症配穴： 颊肿者加刮下关；面瘫者加刮翳风；头晕者加刮百会。

---

① 耳门 「开窍聪耳、泄热活络」

定位： 位于面部，当耳屏上切迹的前方，下颌骨髁突后缘，张口有凹陷处。

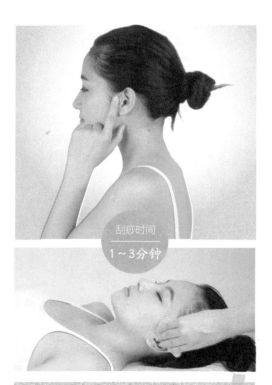

刮痧时间
1～3分钟

🔥 刮痧方法

用角刮法刮拭耳门穴，力度适中，刮至皮肤发红即可。

② 听宫 「聪耳开窍、祛风止痛」

定位： 位于面部，耳屏前，下颌骨髁状突的后方，张口时呈凹陷处。

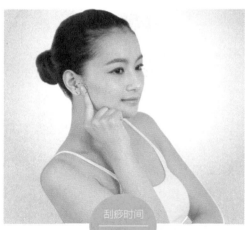

刮痧时间
1～3分钟

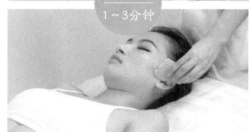

🔥 刮痧方法

用角刮法刮拭听宫穴，力度适中，刮至皮肤发红即可。

荨麻疹

疾病概述： 荨麻疹是一种常见的变态反应性疾病。本病多属突然发病，常因饮食、药物、肠道寄生虫、化学因素、精神因素及全身性疾患等引起发病。轻者以瘙痒为主，疹块散发出现。重者疹块大片融合，遍及全身，或伴有恶心、呕吐、发热、腹痛、腹泻，或其他全身症状。

基础取穴： 风门、厥阴俞。

随症配穴： 恶心、呕吐者加刮合谷；发热者加刮大椎；失眠者加刮神门。

①风门 「宣肺解表、益气固表」

定位： 位于背部，当第二胸椎棘突下，旁开1.5寸。

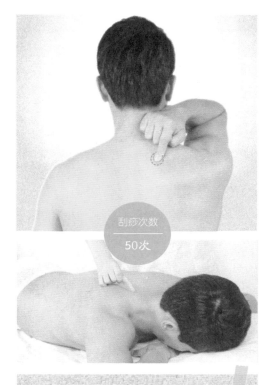

刮痧次数
50次

🔥 刮痧方法

用刮痧板厚边刮拭风门穴，手法连贯，以出痧为度。

②厥阴俞 「除烦解闷」

定位： 位于背部，当第四胸椎棘突下，旁开1.5寸。

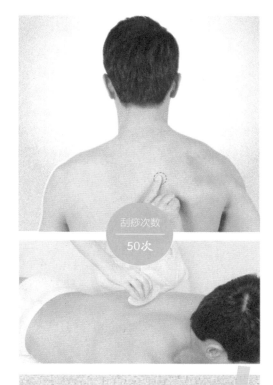

刮痧次数
50次

🔥 刮痧方法

用刮痧板厚边刮拭厥阴俞穴，手法连贯，以出痧为度。

黄褐斑

疾病概述：黄褐斑，又称"蝴蝶斑"、"肝斑"，是有黄褐色色素沉着的皮肤病。内分泌异常是本病发生的原因，与妊娠、月经不调、痛经、失眠、慢性肝病及日晒等有一定的关系。临床主要表现为颜面中部有对称性蝴蝶状的黄褐色斑片，边缘清楚。

基础取穴：气海、关元、太溪、太冲、肝俞。

随症配穴：月经不调者加刮血海；腰膝酸软者加刮肾俞；四肢不温者加刮命门。

---

①气海 「益气助阳、调经固经」

定位： 位于下腹部，前正中线上，当脐中下1.5寸。

刮痧时间
1～3分钟

🔥 刮痧方法

用刮痧板侧边刮拭气海穴，用力平稳，可不出痧。

②关元 「固本培元、导赤通淋」

定位： 位于下腹部，前正中线上，当脐中下3寸。

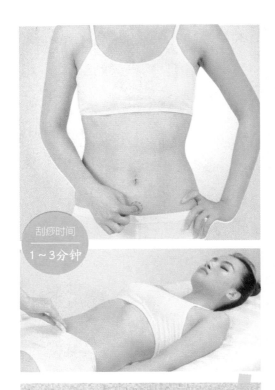

刮痧时间
1～3分钟

🔥 刮痧方法

用刮痧板厚边刮拭关元穴，用力平稳，可不出痧。

③ **太溪** 「清热生气」

定位： 位于足内侧，内踝后方，当内踝尖
与跟腱之间的凹陷处。

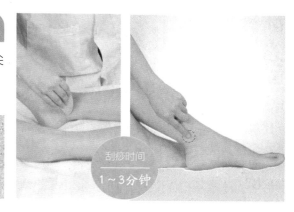

🔥 **刮痧方法**

用角刮法刮拭太溪穴，力度适中，
至皮下出现紫色痧斑、痧痕为止。

---

④ **太冲** 「疏肝养血、清利下焦」

定位： 位于足背侧，当第一跖骨间隙的后
方凹陷处。

刮痧时间
1~3分钟

🔥 **刮痧方法**

用点按法垂直刮拭太冲穴，由轻至
重，逐渐加力。

---

⑤ **肝俞** 「疏肝利胆、降火止痉」

定位： 位于背部，第九胸椎棘突下，旁开
1.5寸。

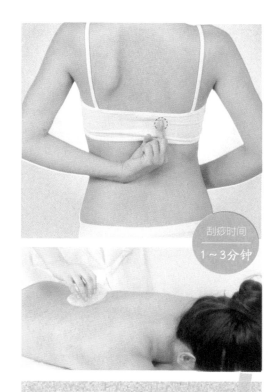

刮痧时间
1~3分钟

🔥 **刮痧方法**

用刮痧板厚边刮拭肝俞穴，力度适
中，以出痧为度。

神经性皮炎

疾病概述： 神经性皮炎是一种慢性皮肤神经官能症，也称为慢性单纯性苔藓。其致病原因目前尚不十分清楚，一般认为与神经功能紊乱或过敏等有关。本病好发于身体摩擦部位，临床上以病变局部奇痒，搔抓后呈丘疹状，日久皮肤形成苔藓化，皮纹变深，皮肤局部肥厚、干燥为特征。

基础取穴： 风池、膈俞、气海、合谷、阳陵泉。

随症配穴： 身热、身痒者加刮曲池；爪甲不荣者加刮血海；夜寐不宁者加刮内关。

---

① 风池 「平肝熄风、通利官窍」

定位： 位于项部，当枕骨之下，与风府相平，胸锁乳突肌与斜方肌上端之间的凹陷处。

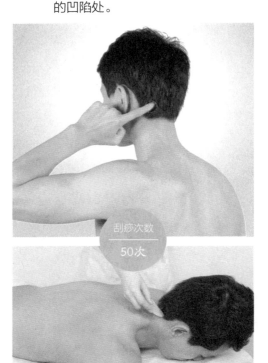

刮痧次数
50次

刮痧方法

用刮痧板角部重刮风池穴，直至皮下出现紫色痧斑、痧痕为止。

② 膈俞 「散热化血」

定位： 位于背部，当第七胸椎棘突下，旁开1.5寸。

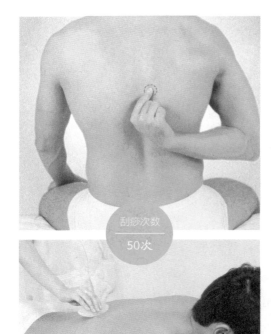

刮痧次数
50次

刮痧方法

用刮痧板侧边刮拭膈俞穴，力度适中，手法连贯，以出痧为度。

③气海 「益气助阳」

定位： 位于下腹部，前正中线上，当脐中下1.5寸。

🔥 刮痧方法

用刮痧板角部刮拭气海穴，用力平稳，可不出痧。

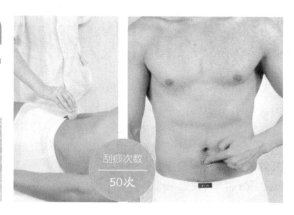

刮痧次数
50次

④合谷 「镇静止痛、通经活络」

定位： 位于手背，第一、二掌骨间，当第二掌骨桡侧的中点处。

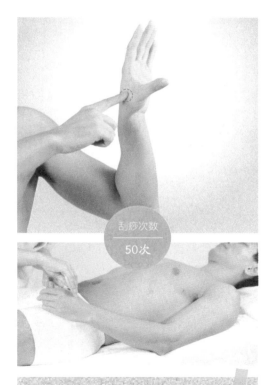

刮痧次数
50次

🔥 刮痧方法

用角刮法从上而下刮拭合谷穴，力度微重，以出痧为度。

⑤阳陵泉 「疏肝解郁」

定位： 位于小腿外侧，腓骨小头前下方的凹陷中。

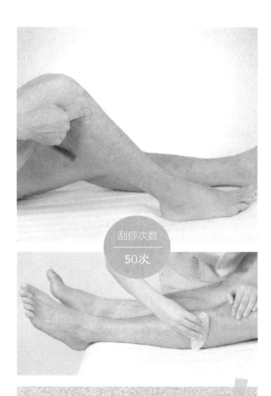

刮痧次数
50次

🔥 刮痧方法

用刮痧板厚边从上至下刮拭阳陵泉穴，刮至不再出现新痧为止。

带状疱疹

疾病概述： 带状疱疹是由水痘－带状疱疹病毒所引起的急性感染性皮肤病，以沿单侧周围神经分布的簇集性小水疱为特征，常伴有明显的神经痛。发病前期，常有低热、乏力症状，将发疹部位有疼痛、烧灼感，持续1～3天，三叉神经带状疱疹可出现牙痛。本病春秋季的发病率较高，发病率随年龄增大而呈显著上升趋势。

基础取穴： 阴陵泉、三阴交。

随症配穴： 口臭、腹胀者加刮内庭；身热、身痒者加刮曲池；纳差者加刮脾俞。

---

① 阴陵泉 「清利湿热」

定位： 位于小腿内侧，当胫骨内侧髁后下方凹陷处。

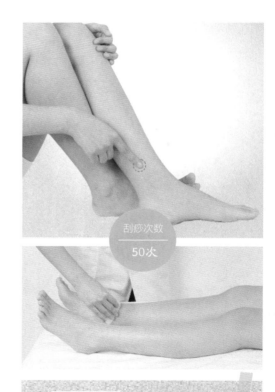

刮痧次数
50次

🔥 刮痧方法

用刮痧板厚边刮拭阴陵泉穴，刮至不再出现新痧为止。

② 三阴交 「健脾胃、益肝肾」

定位： 位于小腿内侧，当足内踝尖上3寸，胫骨内侧缘后方。

刮痧次数
50次

🔥 刮痧方法

用刮痧板厚边刮拭三阴交穴，刮至不再出现新痧为止。

第3章

刮痧缓解中老年常见疾病

　　人到中老年，身体状况逐渐走下坡路，各个器官的功能开始减退，免疫功能低下，一些疾病就会随之而来。因此，中老年人尤其要注意日常保健，才能达到健康长寿的目的。日常生活中中老年除注意饮食调养外，经常有针对性地刮拭经络穴位，有助于防治各种疾病，达到祛病强身，延年益寿的目的。

高血压·低血压·中风后遗症·高血脂·糖尿病·肩周炎·膝关节炎
脚踝疼痛·急性腰扭伤·腰椎间盘突出·坐骨神经痛·耳鸣、耳聋·白内障

高血压

疾病概述： 高血压病是以动脉血压升高为主要临床表现的慢性全身性血管性疾病，血压高于140/90毫米汞柱即可诊断为高血压病。本病部分患者会出现头晕、头痛、心悸、失眠、耳鸣、乏力、颜面潮红或肢体麻木等不适。

基础取穴： 太阳、人迎、肩井、太冲、内庭。

随症配穴： 目赤肿痛者加刮少商；心烦失眠者加刮神门；头晕、耳鸣者加刮翳风。

---

① 太阳 「清肝明目、通络止痛」

定位： 位于前额两侧，外眼角与眉梢之间向后约一横指处。

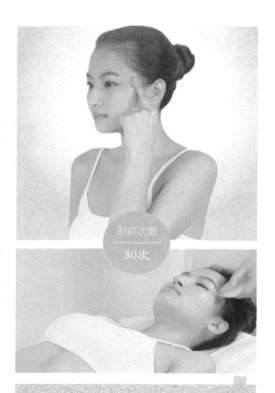

刮痧次数
30次

🔥 **刮痧方法**

用角刮法刮拭太阳穴，力度适中，可不出痧。

② 人迎 「利咽散结、理气平喘」

定位： 位于颈部，结喉旁，当胸锁乳突肌的前缘，颈总动脉搏动处。

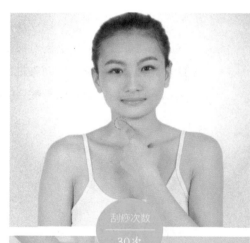

刮痧次数
30次

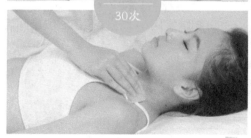

🔥 **刮痧方法**

用面刮法刮拭人迎穴，力度微轻，以潮红出痧为度。

③肩井 「消肿止痛、舒筋活络」

定位： 位于肩上，前直乳中，当大椎与肩
峰端连线的中点上。

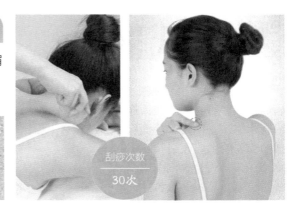

刮痧次数
30次

刮痧方法

用面刮法刮拭肩井穴，刮至皮肤发
红出痧为止。

④太冲 「疏肝养血、清利下焦」

定位： 位于足背侧，当第一跖骨间隙的后
方凹陷处。

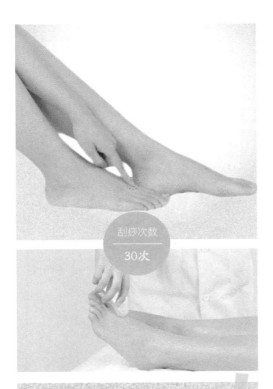

刮痧次数
30次

刮痧方法

用角刮法刮拭太冲穴，手法连贯，
力度适中，以潮红为度。

⑤内庭 「清胃泻火、理气止痛」

定位： 位于足背，当二、三趾间，趾蹼缘
后方赤白肉际处。

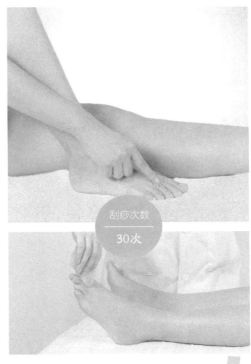

刮痧次数
30次

刮痧方法

用角刮法自上而下刮拭内庭穴，可
不出痧。

低血压

疾病概述： 低血压指血压降低引起的一系列症状，部分人群无明显症状，病情轻微者可有头晕、头痛、食欲不振、疲劳、脸色苍白等，严重者可出现直立性眩晕、四肢冰凉、心律失常等症状。这些症状主要因血压下降，血液循环缓慢，影响组织细胞氧气和营养的供应而引起。

基础取穴： 百会、内关、志室、肾俞、足三里。

随症配穴： 胸闷、心慌者加刮心俞；面色苍白者加刮血海；气短者加刮膻中。

①百会 「熄风醒脑、升阳固脱」

定位： 位于头部，当前发际正中直上5寸，或两耳尖连线的中点处。

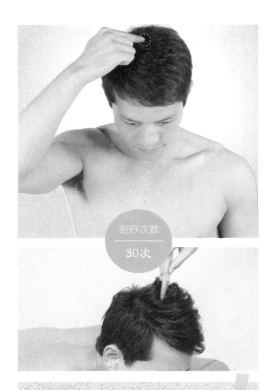

刮痧次数
30次

🔥 *刮痧方法*

用角刮法向百会穴四周呈放射性刮拭，力度适中。

②内关 「宁心安神、理气止痛」

定位： 位于前臂掌侧，腕横纹上2寸，掌长肌腱与桡侧腕屈肌腱之间。

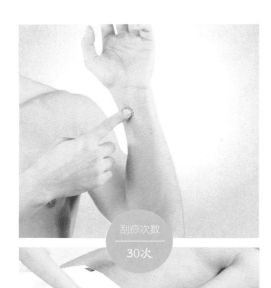

刮痧次数
30次

🔥 *刮痧方法*

用角刮法自上而下刮拭内关穴，以患者有酸胀感为度。

③志室 「补肾、利湿、强腰膝」

定位：位于腰部，当第二腰椎棘突下，旁开3寸。

🔥 **刮痧方法**

用刮痧板厚边刮拭志室穴，以出痧为度。

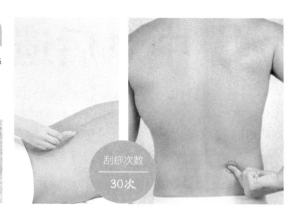

刮痧次数
30次

④肾俞 「益肾助阳」

定位：位于腰部，第二腰椎棘突下，旁开1.5寸。

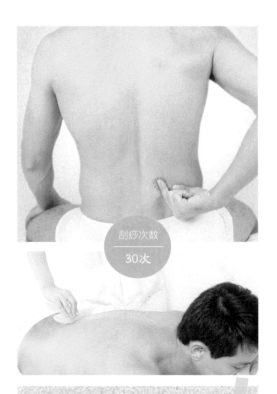

刮痧次数
30次

🔥 **刮痧方法**

用面刮法从上而下刮拭肾俞穴，力度微重，以出痧为度。

⑤足三里 「扶正培元」

定位：位于小腿前外侧，当犊鼻下3寸，距胫骨前缘一横指（中指）。

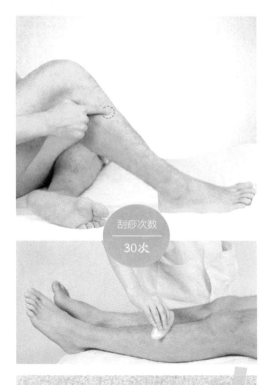

刮痧次数
30次

🔥 **刮痧方法**

用刮痧板的厚边从上至下刮拭足三里穴，以出痧为度。

中风后遗症

疾病概述： 中风是以突然口眼㖞斜，言语含糊不利，肢体出现运动障碍，不省人事为特征的一类疾病。中医认为本病多因平素气血虚衰，在心、肝、肾三经阴阳失调的情况下，情志郁结，起居失宜所致。

基础取穴： 肩髃、曲池、解溪、阳池、足三里。

随症配穴： 口角流涎者加刮地仓；盗汗者加刮阴陵泉；肘臂麻木者加刮手三里。

---

① 肩髃 「通经活络」

定位： 位于三角肌上，臂外展或向前平伸时，当肩峰前下方向凹陷处。

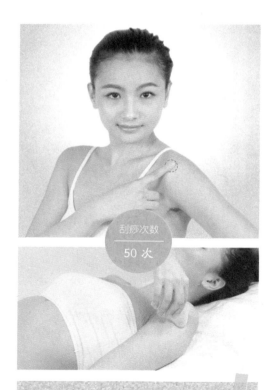

刮痧次数
50 次

🔥 **刮痧方法**

以刮痧板角部为着力点刮拭肩髃穴，力度微重，以出痧为度。

② 曲池 「清热和营、降逆活络」

定位： 位于肘横纹外侧端，屈肘，当尺泽与肱骨外上髁连线中点。

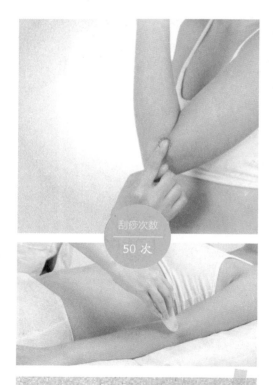

刮痧次数
50 次

🔥 **刮痧方法**

用刮痧板角部刮拭曲池穴，力度适中，以出痧为度。

③解溪 「清胃化痰、镇惊安神」

定位： 位于足背与小腿交界处的横纹中央凹陷中，当拇长伸肌腱与趾长伸肌腱之间。

🔥 **刮**痧方法

用刮痧板角部刮拭解溪穴，力度适中，以潮红出痧为度。

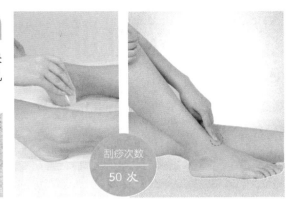

刮痧次数
50 次

④阳池 「清热通络」

定位： 位于腕背横纹中，当指伸肌腱的尺侧缘凹陷处。

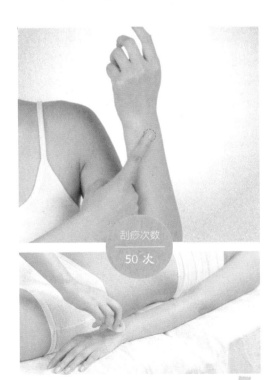

刮痧次数
50 次

🔥 **刮**痧方法

用刮痧板角部刮拭阳池穴，力度适中，以出痧为度。

⑤足三里 「扶正培元」

定位： 位于小腿前外侧，当犊鼻下3寸，距胫骨前缘一横指（中指）。

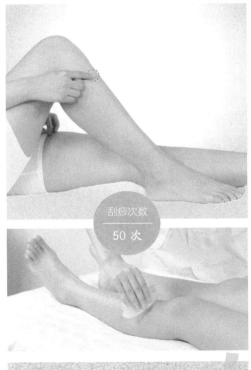

刮痧次数
50 次

🔥 **刮**痧方法

用刮痧板的厚边刮拭足三里穴，以出痧为度。

高血脂

疾病概述： 血脂主要是指血清中的胆固醇和三酰甘油。无论是胆固醇含量增高，还是三酰甘油的含量增高，或是两者皆增高，统称为高脂血症。高血脂可直接引起一些严重危害人体健康的疾病，如脑卒中、冠心病、心肌梗死、心脏猝死等危险病症，也是导致高血压、糖耐量异常、糖尿病的一个重要危险因素。

基础取穴： 上脘、中脘、大椎、脾俞、胃俞。

随症配穴： 胁肋胀满者加刮肝俞；头晕者加刮印堂；心慌、心烦者加刮心俞。

① 上脘 「和胃降逆、化痰宁神」

定位： 位于上腹部，前正中线上，当脐中上5寸。

刮痧次数
30次

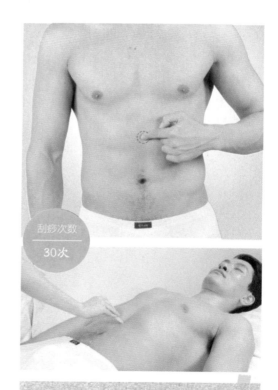

🔥 刮痧方法

用刮痧板厚边棱角刮拭上脘穴，力度适中，以皮肤出现红晕为度。

② 中脘 「和胃健脾、降逆利水」

定位： 位于上腹部，前正中线上，当脐中上4寸。

刮痧次数
30次

🔥 刮痧方法

用角刮法刮拭中脘穴，力度适中，以潮红出痧为度。

③大椎 「清热解表」

定位： 位于后正中线上，第七颈椎棘突下凹陷中。

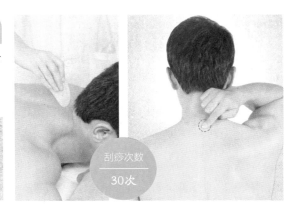

刮痧次数
30次

🔥 *刮* 痧方法

用刮痧板角部由上至下刮拭大椎穴，力度轻柔，可不出痧。

④脾俞 「健脾和胃」

定位： 位于背部，当第十一胸椎棘突下，旁开1.5寸。

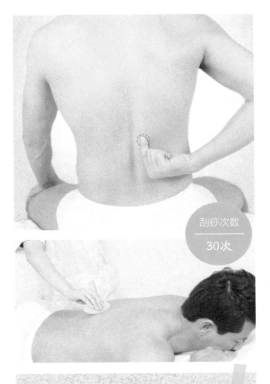

刮痧次数
30次

🔥 *刮* 痧方法

用面刮法刮拭脾俞穴，以皮肤出现红晕为度。

⑤胃俞 「健脾和胃、宽中降逆」

定位： 位于背部，当第十二胸椎棘突下，旁开1.5寸。

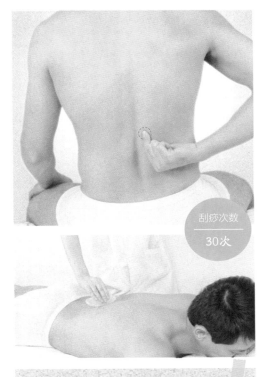

刮痧次数
30次

🔥 *刮* 痧方法

用面刮法刮拭胃俞穴，至皮肤发红出痧为止。

糖尿病

疾病概述：糖尿病是由于血中胰岛素相对不足，导致血糖过高，出现糖尿，进而引起脂肪和蛋白质代谢紊乱的常见的内分泌代谢性疾病。临床上可出现多尿、烦渴、多饮、多食、消瘦等表现，持续高血糖与长期代谢紊乱等症状可导致眼、肾、心血管系统及神经系统的损害及其功能障碍或衰竭。

基础取穴：大杼、膀胱俞、三阴交、太溪、脾俞。

随症配穴：消谷善饥者加刮胃俞；口苦者加刮三焦俞；目睛胀痛者加刮阳池。

---

①大杼 「清热祛痛」

定位：位于背部，当第一胸椎棘突下，旁开1.5寸。

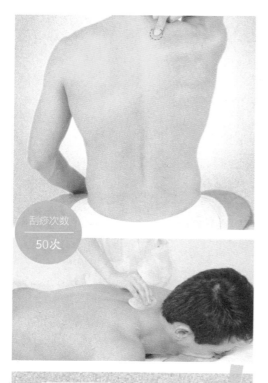

刮痧次数
50次

🔥 刮痧方法

用刮痧板厚边刮拭大杼穴，手法连贯，以出痧为度。

②膀胱俞 「清热利湿」

定位：位于骶部，当骶正中嵴旁1.5寸，平第二骶后孔。

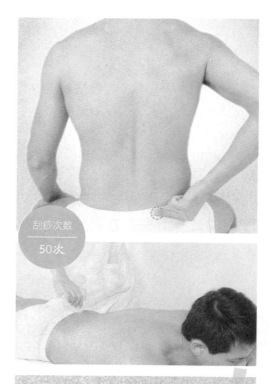

刮痧次数
50次

🔥 刮痧方法

用刮痧板角部由上至下刮拭膀胱俞穴，力度微重，以出痧为度。

③三阴交 「健脾胃、益肝肾」

定位： 位于小腿内侧，当足内踝尖上3寸，胫骨内侧缘后方。

🔥 刮痧方法

· 用刮痧板角部刮拭三阴交穴，刮至不再出现新痧为止。

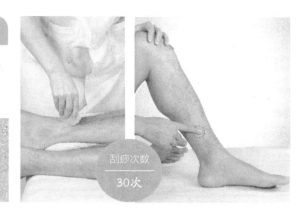

刮痧次数
30次

④太溪 「清热生气」

定位： 位于足内侧，内踝后方，当内踝尖与跟腱之间的凹陷处。

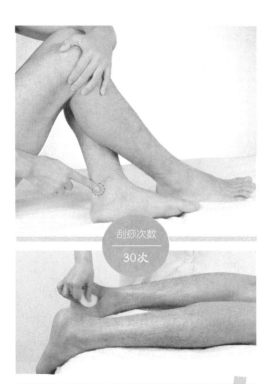

刮痧次数
30次

🔥 刮痧方法

· 用角刮法刮拭太溪穴，以皮肤出现红晕为度。

⑤脾俞 「健脾和胃」

定位： 位于背部，当第十一胸椎棘突下，旁开1.5寸。

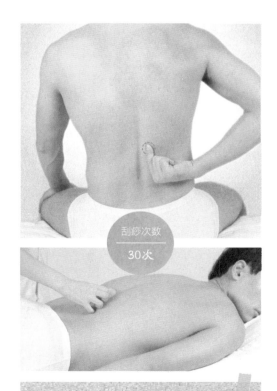

刮痧次数
30次

🔥 刮痧方法

· 用面刮法从内向外刮拭脾俞穴，至出现痧斑、痧痕为止。

肩周炎

疾病概述：肩周炎是肩部关节囊和关节周围软组织的一种退行性、炎症性慢性疾患。主要临床表现为患肢肩关节疼痛，昼轻夜重，活动受限，日久肩关节肌肉可出现废用性萎缩。中医认为本病多由气血不足，营卫不固，风、寒、湿之邪侵袭肩部经络，致使筋脉收引，气血运行不畅而成，或因外伤劳损，经脉滞涩所致。

基础取穴：大椎、肩髃、天宗、肩井、曲池。

随症配穴：肘臂麻木者加刮手五里；颈项强痛者加刮列缺；纳差者加刮条口。

① 大椎 「清热解表」

定位：位于后正中线上，第七颈椎棘突下凹陷中。

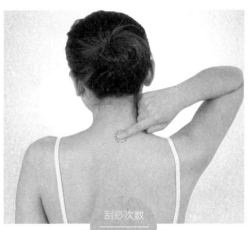

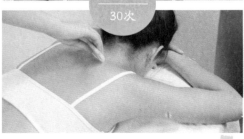

刮痧次数
30次

🔥 **刮痧方法**

用面刮法刮拭大椎穴，力度由轻渐重，直至出痧为度。

② 肩髃 「通经活络」

定位：位于臂外侧，向前平伸时，当肩峰前下方凹陷处。

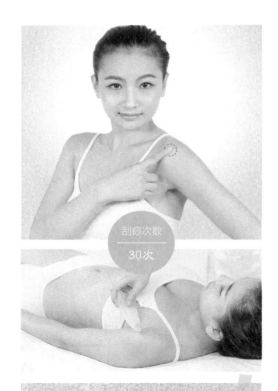

刮痧次数
30次

🔥 **刮痧方法**

用刮痧板的角部刮拭肩髃穴，以皮肤表面出现潮红痧点为度。

③ 天宗 「理气消肿、舒筋活络」

定位： 位于肩胛部，当冈下窝中央凹陷处，与第四胸椎相平。

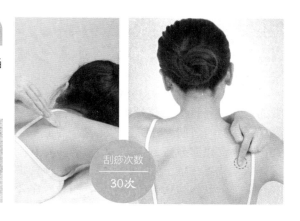

🔥 **刮痧方法**

用刮痧板的角部刮拭天宗穴，以皮肤表面出现潮红痧点为度。

刮痧次数
30次

---

④ 肩井 「消肿止痛、祛风解毒」

定位： 位于肩上，前直乳中，当大椎与肩峰端连线的中点上。

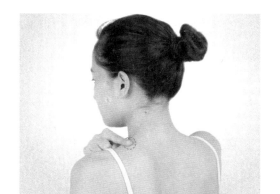

刮痧次数
30次

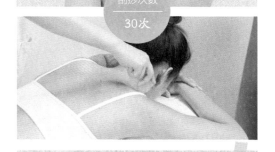

🔥 **刮痧方法**

用刮痧板边缘刮拭肩井穴，以皮肤出痧为度。

---

⑤ 曲池 「清热和营、降逆活络」

定位： 位于肘横纹头外端凹陷处，尺泽与肱骨外上髁连线中点。

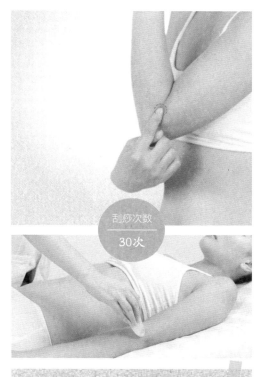

刮痧次数
30次

🔥 **刮痧方法**

用刮痧板角部从上往下刮拭曲池穴，以皮肤潮红发热为度。

膝关节炎

疾病概述：膝关节炎是最常见的关节炎，是软骨退行性病变和关节边缘骨赘的慢性进行性、退化性疾病。以软骨磨损为其主要因素，好发于体重偏重者和中老年人。在发病的前期没有明显的症状。其主要症状为膝关节深部疼痛、压痛，关节僵硬、僵直、麻木、屈伸不利、无法正常活动、关节肿胀等。

基础取穴：足三里、阳陵泉、委中、鹤顶、膝阳关。

随症配穴：腰膝酸软者加刮肾俞；四肢冷痛者加刮命门；膝关节红肿者加刮照海。

①足三里 「通经活络」

定位：位于小腿前外侧，当犊鼻下3寸，距胫骨前缘一横指（中指）。

刮痧次数
30次

刮痧方法

用刮痧板侧边从上往下刮拭足三里穴，力度略重，可不出痧。

②阳陵泉 「强健腰膝」

定位：位于小腿外侧，当腓骨头前下方凹陷处。

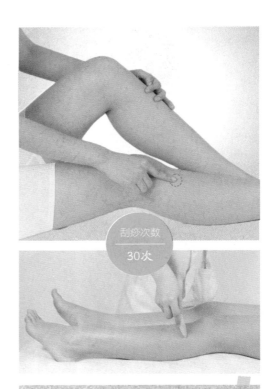

刮痧次数
30次

刮痧方法

用刮痧板角部刮拭阳陵泉穴，以潮红出痧为度。

③委中 「舒筋活络、凉血解毒」

定位： 位于腘横纹中点，当股二头肌腱与半腱肌肌腱的中间。

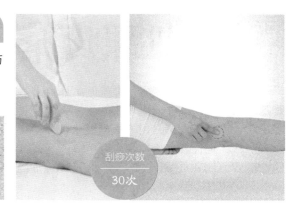

刮痧次数
30次

🔥 **刮痧方法**

用刮痧板角部刮拭委中穴，力度由轻到重，以出痧为度。

④鹤顶 「祛风除湿、通络止痛」

定位： 位于膝上部，当髌底的中点上方凹陷处。

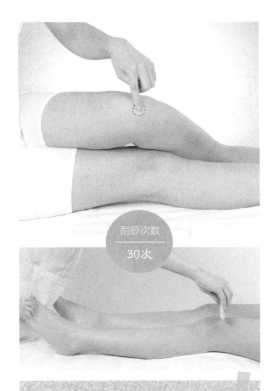

刮痧次数
30次

🔥 **刮痧方法**

用面刮法刮拭鹤顶穴，由上至下，力度适中。

⑤膝阳关 「疏利关节」

定位： 位于膝外侧，当阳陵泉上3寸，股骨外上髁上方的凹陷处。

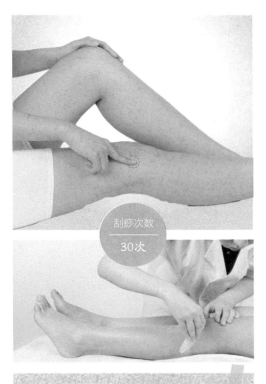

刮痧次数
30次

🔥 **刮痧方法**

用面刮法由上往下刮拭膝阳关穴，以皮肤潮红出痧为度。

脚踝疼痛

疾病概述：脚踝疼痛是由于不适当的运动稍微超出了脚踝的承受力，造成脚踝软组织损伤，使它出现了一定疼痛的症状。严重者可造成脚踝滑膜炎、创伤性关节炎等疾病。早期疼痛可以用毛巾包裹冰块敷在踝部。

基础取穴：照海、昆仑。

随症配穴：腰酸者加刮肾俞；下肢逆冷者加刮阳陵泉；下肢痿痹者加刮足三里。

---

① 照海 「滋阴清热 调经止痛」

定位： 位于足部内侧，当内髁尖正下方凹陷处。

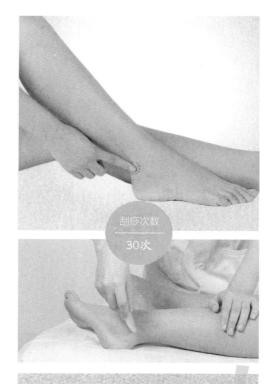

刮痧次数
30次

🔥 刮痧方法

用刮痧板角部刮拭照海穴，直至皮下出现紫色痧斑、痧痕为止。

② 昆仑 「安神清热 舒筋活络」

定位： 位于足部外踝后方，当外踝尖与跟腱之间的凹陷处。

刮痧次数
30次

🔥 刮痧方法

用刮痧板角部刮拭昆仑穴，直至皮下紫色痧斑、痧痕形成为止。

急性腰扭伤

疾病概述：急性腰扭伤是由于腰部的肌肉、筋膜、韧带等部分软组织突然受到外力的作用过度牵拉所引起的急性损伤，主要原因有肢体姿势不正确、用力过猛、活动范围过大等。临床表现为伤后立即出现持续性剧烈疼痛，腰部无力。

基础取穴：肾俞、腰阳关。

随症配穴：腰部红肿者加刮跗阳；下肢逆冷者加刮阳陵泉；下肢痉挛者加刮承山。

---

①肾俞 「益肾助阳」

定位：位于腰部，当第二腰椎棘突下，旁开1.5寸。

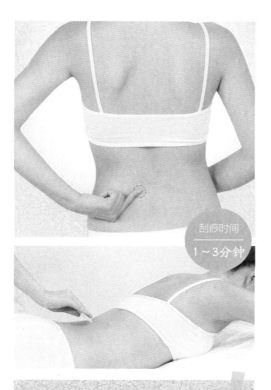

刮痧时间 1～3分钟

🔥 刮痧方法

用刮痧板侧边由轻至重地刮拭肾俞穴，至皮肤潮红发热即可。

②腰阳关 「舒筋活络」

定位：位于腰部，当后正中线上，第四腰椎棘突下凹陷中。

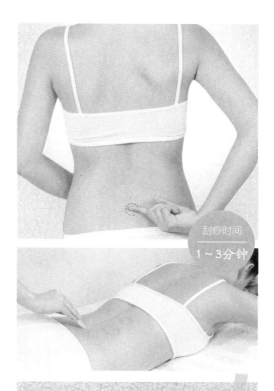

刮痧时间 1～3分钟

🔥 刮痧方法

用刮痧板侧边由轻到重刮拭腰阳关穴，以皮肤潮红发热即可。

腰椎间盘突出

疾病概述： 腰椎间盘突出是指由于腰椎间盘退行性改变后弹性下降而膨出，使纤维环破裂，髓核突出，压迫神经根、脊髓而引起的以腰腿痛为主的临床病症，主要症状有：腰痛，可伴有臀部、下肢放射状疼痛。严重者会出现大小便障碍，会阴和肛周异常等症状。中医认为本病主要因肝肾亏损、外感风寒湿邪等所致。

基础取穴： 肾俞、命门、委中、腰阳关、八髎。

随症配穴： 腰肿者加刮跗阳；下肢逆冷者加刮阳陵泉；小便不利者加刮膀胱俞。

---

①肾俞 「益肾助阳」

定位： 位于腰部，当第二腰椎棘突下，旁开1.5寸。

刮痧时间
1～3分钟

🔥 **刮痧方法**

用刮痧板侧边由轻至重地刮拭肾俞穴，至皮肤潮红发热即可。

②命门 「补肾壮阳 利水消肿」

定位： 位于腰部，当后正中线上，第二腰椎棘突下凹陷中。

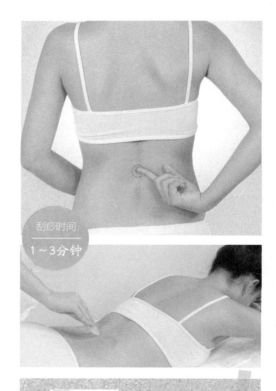

刮痧时间
1～3分钟

🔥 **刮痧方法**

用刮痧板侧边棱角由轻到重刮拭命门穴，以皮肤潮红发热即可。

③委中 「舒筋活络、凉血解毒」

定位： 位于腘横纹中点，当股二头肌腱与
半腱肌肌腱的中间。

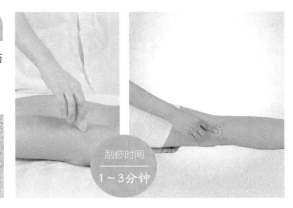

刮痧时间
1~3分钟

🔥 刮痧方法

用刮痧板角部刮拭委中穴，力度由
轻到重，以出痧为度。

④腰阳关 「舒筋活络」

定位： 位于腰部，当后正中线上，第四腰
椎棘突下凹陷中。

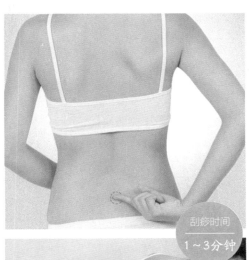

刮痧时间
1~3分钟

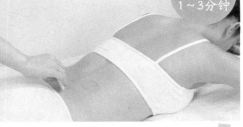

🔥 刮痧方法

用刮痧板侧边由轻到重刮拭腰阳关
穴，至皮肤潮红发热即可。

⑤八髎 「调理下焦、强腰利膝」

定位： 位于腰骶孔处，实为上髎、次髎、
中髎、下髎，左右共八个，分别在
第一、二、三、四骶后孔中。

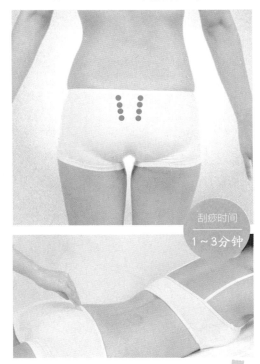

刮痧时间
1~3分钟

🔥 刮痧方法

用刮痧板角部刮拭骶部八髎穴，力
度轻柔，以皮肤潮红为宜。

坐骨神经痛

疾病概述： 坐骨神经痛指坐骨神经病变沿坐骨神经通路即腰、臀部、大腿后、小腿后外侧和足外侧发生的疼痛症状群，疼痛呈烧灼样或刀刺样，夜间痛感加重。典型表现为一侧腰部、臀部疼痛，并向大腿后侧、小腿后外侧延展。咳嗽、活动下肢、弯腰、排便时疼痛则加重。日久，患侧下肢会出现肌肉萎缩，或出现跛行。

基础取穴： 肾俞、命门、委中、殷门、悬钟。

随症配穴： 下肢逆冷者加刮阳陵泉；小便不利者加刮八髎；痛连足跟者加刮昆仑。

---

① 肾俞 「益肾助阳」

定位： 位于腰部，当第二腰椎棘突下，旁开1.5寸。

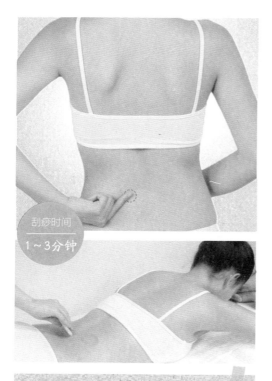

刮痧时间
1～3分钟

🔥 刮痧方法

用刮痧板侧边由轻至重地刮拭肾俞穴，至皮肤潮红发热即可。

② 命门 「补肾壮阳、利水消肿」

定位： 位于腰部，当后正中线上，第二腰椎棘突下凹陷中。

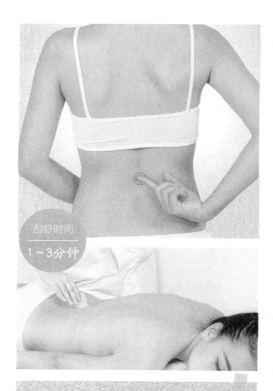

刮痧时间
1～3分钟

🔥 刮痧方法

用刮痧板角部由轻到重刮拭命门穴，以皮肤潮红发热即可。

③委中 「舒筋活络、凉血解毒」

定位： 位于腘横纹中点，当股二头肌腱与
半腱肌肌腱的中间。

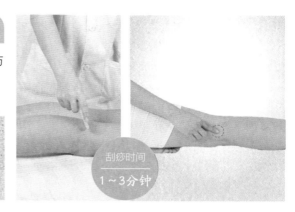

刮痧时间
1~3分钟

刮痧方法

·用刮痧板侧边刮拭委中穴，力度由
轻到重，以出痧为度。

④殷门 「舒筋活络、强膝壮腰」

定位： 位于大腿后面，当承扶与委中的连
线上，承扶下6寸。

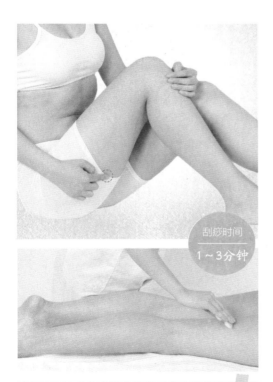

刮痧时间
1~3分钟

刮痧方法

用面刮法刮拭殷门穴，力度适中，
以皮肤潮红出痧为度。

⑤悬钟 「泻胆火、舒筋脉」

定位： 位于小腿外侧，当外踝尖上3寸，腓
骨前缘。

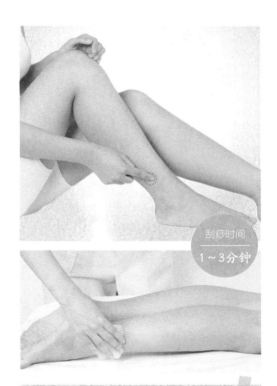

刮痧时间
1~3分钟

刮痧方法

用面刮法刮拭悬钟穴，力度由轻到
重，以有温热舒适感为宜。

耳鸣、耳聋

疾病概述：耳鸣、耳聋在临床上常同时并见，且治疗方法大致相同，故合并论述。耳鸣是以耳内鸣响为主证，耳聋是以听力减退或听觉丧失为主证。中医认为，本病多因暴怒、惊恐、肝胆风火上逆，以致少阳之气闭阻不通所致。

基础取穴：听宫、翳风、少泽、听会、太冲。

随症配穴：腰膝酸软者加刮肾俞；纳差者加刮足三里；眩晕、头痛者加刮百会。

---

①听宫 「聪耳开窍、祛风止痛」

定位：位于面部，耳屏前，下颌骨髁状突的后方，张口时呈凹陷处。

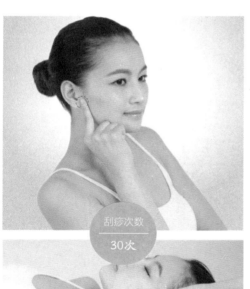

刮痧次数
30次

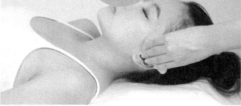

🔥 刮痧方法

用角刮法刮拭听宫穴，自上而下，以皮肤潮红发热为度。

②翳风 「聪耳通窍、祛风通络」

定位：位于耳垂后方，当乳突与下颌角之间的凹陷处。

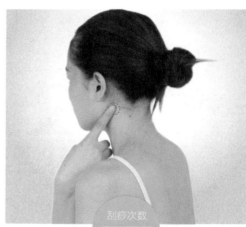

刮痧次数
30次

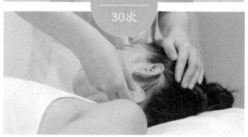

🔥 刮痧方法

用刮痧板角部刮拭翳风穴，自上而下，力度轻柔，不必出痧。

③ 少泽 「清热利咽、通乳开窍」

定位： 位于手小指末节尺侧，距指甲角0.1寸处。

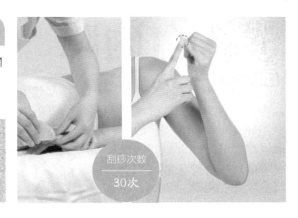

刮痧次数
30次

🔥 刮痧方法

用角刮法自上而下刮拭少泽穴，刮至皮肤发红、出痧为止。

④ 听会 「开窍聪耳、通经活络」

定位： 位于面部，当屏间切迹的前方，下颌骨髁突的后缘，张口有凹陷处。

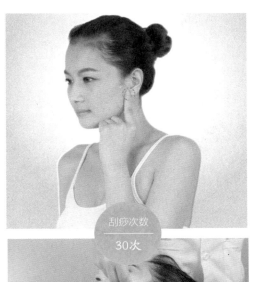

刮痧次数
30次

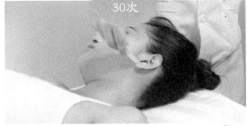

🔥 刮痧方法

用刮痧板角部刮拭听会穴，力度轻柔，以潮红发热为度。

⑤ 太冲 「疏肝养血、清利下焦」

定位： 位于足背侧，当第一跖骨间隙的后方凹陷处。

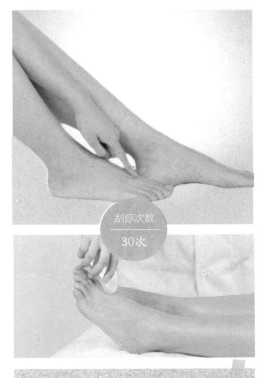

刮痧次数
30次

🔥 刮痧方法

用刮痧板角部刮拭太冲穴，力度适中，以皮肤发热为度。

白内障

疾病概述：白内障是指晶状体由于年老等因素引起混浊的眼疾。临床初患病者自觉视力模糊，眼前有黑影随眼球转动，眼部无肿痛。中医认为，此病多因年老体衰、肝肾两亏、精血不足或脾虚失运，精气不能上荣于目所致。对于早期老年性白内障，通过理疗保健可以大大延缓其病情发展过程，提高视力。

基础取穴： 合谷、光明。

随症配穴： 头痛、眩晕者加刮百会；目睛胀痛者加刮球后；眼睑跳动者加刮丝竹空。

---

① 合谷 「镇静止痛、通经活络」

定位： 位于手背，第一、第二掌骨间，当第二掌骨桡侧的中点处。

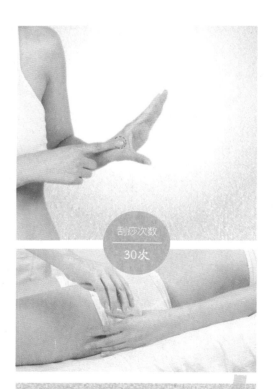

刮痧次数
30次

刮痧方法

用刮痧板角部刮拭合谷穴，力度适中，以皮肤潮红为度。

② 光明 「疏肝明目、活络消肿」

定位： 位于小腿外侧，当外踝尖上5寸，腓骨前缘处。

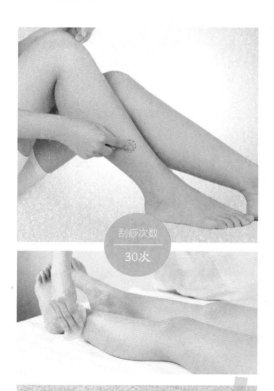

刮痧次数
30次

刮痧方法

用刮痧板侧边从膝部刮拭至光明穴，力度适中，以皮肤潮红为度。

第 **4** 章

夫妻互刮痧，齐享健康感情佳

现代社会，是以家庭为单位组成的人类群体，而夫妻是家庭中的最主要成员。若男科疾病和妇科疾病在日常生活中肆意横行，夫妻生活必会受到影响和困扰。若上医院治疗总觉隐私暴露，心中总是有各种"难言之隐"，而刮痧则能很好地解决这种难题，夫妻相互为对方刮痧，既消除了忧虑，又加深了夫妻感情。

慢性肾炎·前列腺炎·膀胱炎·阴囊潮湿·尿道炎·阳痿·早泄·遗精
不育症·月经不调·痛经·闭经·带下病·崩漏·子宫脱垂·乳腺增生
不孕症·产后腹痛·产后缺乳·更年期综合征·妊娠呕吐

慢性肾炎

疾病概述： 慢性肾炎是一种以慢性肾小球病变为主的肾小球疾病，也是一种常见的慢性肾脏疾病。此病潜伏时间长，病情发展缓慢。慢性肾炎的症状各异，大部分患者，有明显血尿、水肿、高血压症状，并伴有全身乏力、纳差、腹胀、贫血等病症。

基础取穴： 水分、中极、命门、三焦俞、膀胱俞。

随症配穴： 腰膝无力者加刮肾俞；小便不利者加刮八髎；纳差、腹胀者加刮脾俞。

---

①水分 「渗湿利水」

定位： 位于上腹部，前正中线上，当脐中上1寸。

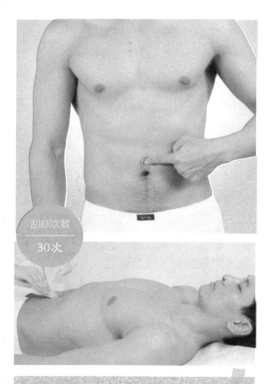

刮痧次数
30次

🔥 **刮痧方法**

用刮痧板角部刮拭水分穴，力度适中，以皮肤出现潮红为度。

②中极 「益肾兴阳、调经固经」

定位： 位于下腹部，前正中线上，当脐中下4寸。

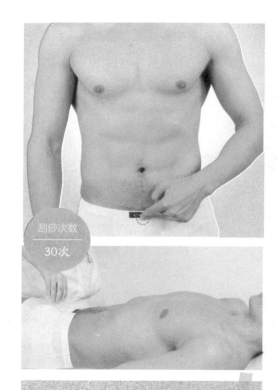

刮痧次数
30次

🔥 **刮痧方法**

用角刮法刮拭中极穴，力度微重，以皮肤出现潮红为度。

③命门 「补肾壮阳 利水消肿」

定位： 位于腰部，当后正中线上，第二腰椎棘突下凹陷中。

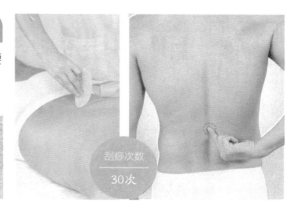

🔥 **刮痧方法**

用角刮法刮拭命门穴，力度轻柔，以皮肤潮红为度。

④三焦俞 「通条水道」

定位： 位于腰部，当第一腰椎棘突下，旁开1.5寸。

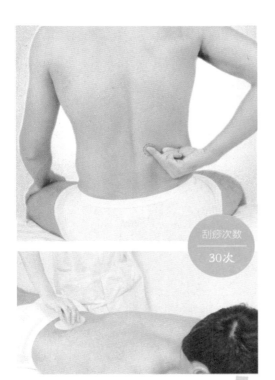

🔥 **刮痧方法**

用面刮法刮拭三焦俞穴，至出现痧斑、痧痕为止。

⑤膀胱俞 「清热利湿」

定位： 位于骶部，当骶正中嵴旁开1.5寸，平第二骶后孔。

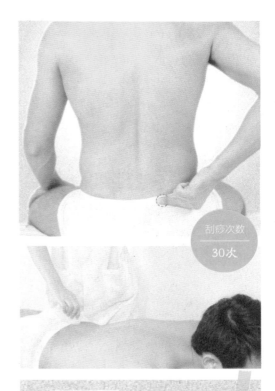

🔥 **刮痧方法**

用角刮法从上往下刮拭膀胱俞穴，力度适中，以出痧为度。

前列腺炎

疾病概述： 前列腺炎是现在社会上成年男性常见病之一，是由多种复杂原因引起的前列腺炎症。前列腺炎的临床表现多样化，尿道刺激症状和慢性盆腔疼痛为其主要表现。其中尿道症状为尿急、尿频，排尿时有烧灼感，排尿疼痛，可伴有排尿终末血尿或尿道脓性分泌物等症状。

基础取穴： 关元、气海、肾俞、命门、三阴交。

随症配穴： 尿赤者加刮曲泉；水肿者加刮复溜；腹胀满者加刮脾俞。

①关元 「固本培元 导赤通淋」

定位： 位于下腹部，前正中线上，当脐中下3寸。

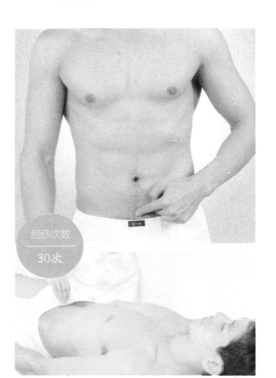

刮痧次数
30次

🔥 刮痧方法

用面刮法刮拭关元穴，力度由轻加重，以潮红发热为度。

②气海 「益气助阳 调经固经」

定位： 位于下腹部，前正中线上，当脐中下1.5寸。

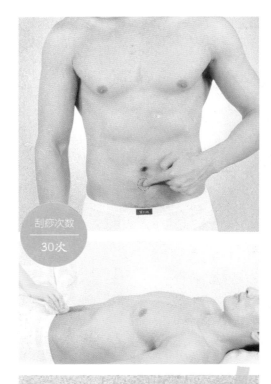

刮痧次数
30次

🔥 刮痧方法

用面刮法刮拭气海穴，力度由轻加重，以潮红发热为度。

③肾俞 ［益肾助阳］

定位： 位于腰部，当第二腰椎棘突下，旁开1.5寸。

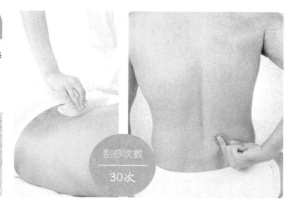

🔥 **刮痧方法**

用刮痧板侧边由轻至重地刮拭肾俞穴，至皮肤潮红发热即可。

刮痧次数
30次

---

④命门 ［补肾壮阳、利水消肿］

定位： 位于腰部，当后正中线上，第二腰椎棘突下凹陷中。

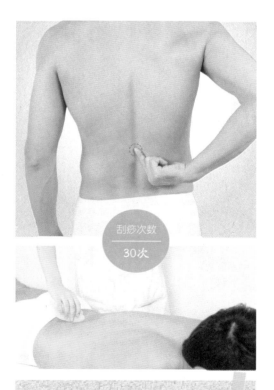

刮痧次数
30次

🔥 **刮痧方法**

用刮痧板侧边由轻至重刮拭命门穴，以皮肤潮红发热即可。

---

⑤三阴交 ［健脾胃、益肝肾］

定位： 位于小腿内侧，当足内踝尖上3寸，胫骨内侧缘后方。

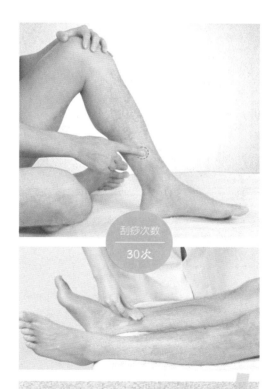

刮痧次数
30次

🔥 **刮痧方法**

涂抹经络油，用角刮法刮拭三阴交穴，以潮红出痧为度。

膀胱炎

疾病概述： 膀胱炎是泌尿系统最常见的疾病，大多是由于细菌感染所引起，过于劳累、受凉、长时间憋尿、性生活不洁也容易发病。初起表现症状轻微，仅有膀胱刺激症状，如尿频、尿急、尿痛、脓尿、血尿等，经治疗会很快痊愈。

基础取穴： 气海、水道。

随症配穴： 小便不利、水肿者加刮三焦俞；小腹胀痛者加刮归来；尿痛者加刮中极。

---

①气海 「益气助阳 调经固经」

定位： 位于下腹部，前正中线上，当脐中下1.5寸。

刮痧次数
30次

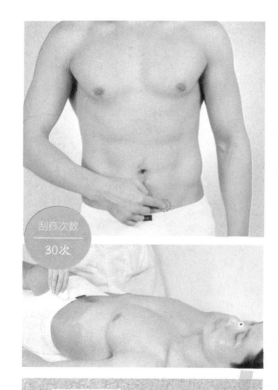

🔥 **刮痧方法**

· 用面刮法刮拭气海穴，力度微重，以潮红发热为度。

②水道 「通调水道、理气止痛」

定位： 位于下腹部，当脐中下3寸，距前正中线2寸。

刮痧次数
30次

🔥 **刮痧方法**

· 用刮痧板角部刮拭水道穴，由上到下，可不出痧。

阴囊潮湿

疾病概述： 阴囊潮湿是指由于脾虚肾虚、药物过敏、缺乏维生素、真菌滋生等原因引起的男性阴囊糜烂、潮湿、瘙痒等症状，是一种男性特有的皮肤病。可分为急性期、亚急性期、慢性期三个阶段。中医认为，风邪、湿邪、热邪、血虚、虫淫等为致病的主要原因。

基础取穴： 阴陵泉、命门。

随症配穴： 尿赤、尿痛者加刮关元；腰膝酸软者加刮肾俞。

①阴陵泉 「清利湿热」

定位： 位于小腿内侧，胫骨内侧髁后下方凹陷处。

②命门 「补肾壮阳 利水消肿」

定位： 位于腰部，当后正中线上，第二腰椎棘突下凹陷中。

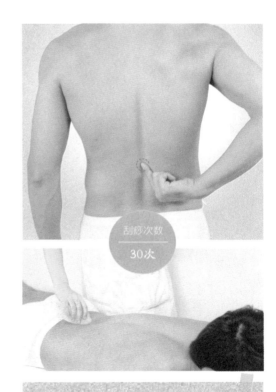

刮痧次数 30次

刮痧次数 30次

🔥 刮痧方法

用面刮法刮拭阴陵泉穴，力度适中，以出痧为度。

🔥 刮痧方法

用刮痧板侧边由轻到重刮拭命门穴，以皮肤潮红发热为度。

尿道炎

疾病概述： 尿道炎是由于尿道损伤、尿道内异物、尿道梗阻、邻近器官出现炎症或性生活不洁等原因引起的尿道细菌炎症。患有尿道炎的人常会有尿频、尿急、排尿时有烧灼感以至排尿困难症状，而且有的还有较多尿道分泌物，开始为黏液性，逐渐变为脓性。

基础取穴： 肾俞、次髎、中极、水道、膀胱俞。

随症配穴： 小便不利者加刮三焦俞；尿赤者加刮曲泉；小腹胀痛者加刮归来。

---

① 肾俞 「益肾助阳」

定位： 位于腰部，当第二腰椎棘突下，旁开1.5寸。

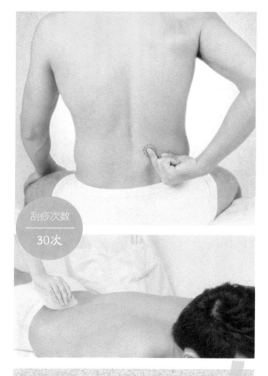

刮痧次数
30次

🔥 **刮痧方法**

用面刮法由上至下刮拭肾俞穴，以皮肤出现红晕为度。

② 次髎 「调理下焦、强腰利膝」

定位： 位于骶部，当髂后上棘内下方，适对第二骶后孔处。

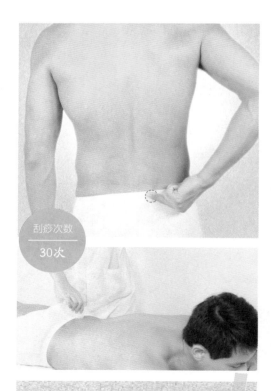

刮痧次数
30次

🔥 **刮痧方法**

用角刮法刮拭次髎穴，由上至下刮拭，以出痧为度。

③中极 「益肾兴阳、调理下焦」

定位： 位于下腹部，前正中线上，当脐中下4寸。

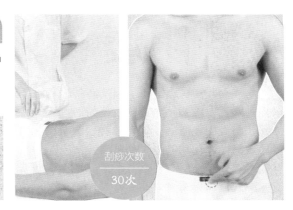

刮痧次数 30次

🔥 **刮** *痧方法*

用角刮法由上至下刮拭中极穴，可不出痧。

④水道 「通调水道、利尿通淋」

定位： 位于下腹部，当脐中下3寸，距前正中线2寸。

刮痧次数 30次

🔥 **刮** *痧方法*

用刮痧板角部刮拭水道穴，由上到下，可不出痧。

⑤膀胱俞 「清热利湿」

定位： 位于骶部，当骶正中嵴旁开1.5寸，平第二骶后孔。

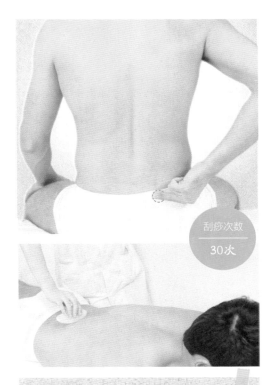

刮痧次数 30次

🔥 **刮** *痧方法*

用面刮法从上往下刮拭膀胱俞穴，力度适中，以出痧为度。

阳痿

疾病概述： 阳痿即勃起功能障碍，是指在企图性交时，阴茎勃起硬度不足以插入阴道，或阴茎勃起硬度维持时间不足于完成满意的性生活。男性勃起是一个复杂的过程，与大脑、激素、情感、神经、肌肉和血管等都有关联。前面一个或多个原因都有可能导致男性勃起功能障碍。

基础取穴： 关元、气海、肾俞、腰阳关、百会。

随症配穴： 四肢不温、乏力者加刮命门；下肢痹痛者加刮蠡沟；腹痛、尿赤者加刮曲泉。

---

① 关元 「固本培元、导赤通淋」

定位： 位于下腹部，前正中线上，当脐中下3寸。

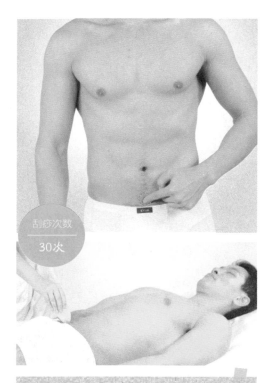

刮痧次数
30次

🔥 刮痧方法

用角刮法刮拭关元穴，力度由轻加重，以潮红发热为度。

② 气海 「益气助阳」

定位： 位于下腹部，前正中线上，当脐中下1.5寸。

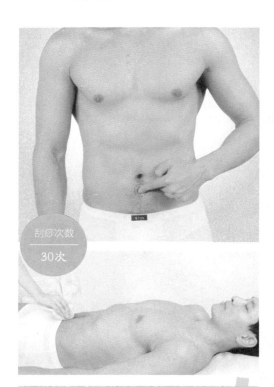

刮痧次数
30次

🔥 刮痧方法

用面刮法刮拭气海穴，力度由轻加重，以潮红发热为度。

③肾俞 「益肾助阳」

定位： 位于腰部，当第二腰椎棘突下，旁开1.5寸。

🔥 **刮痧方法**

用刮痧板侧边由轻至重地刮拭肾俞穴，至皮肤潮红发热即可。

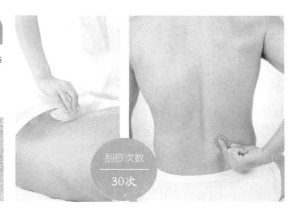

刮痧次数
30次

④腰阳关 「强健腰膝」

定位： 位于腰部，当后正中线上，第四腰椎棘突下凹陷中。

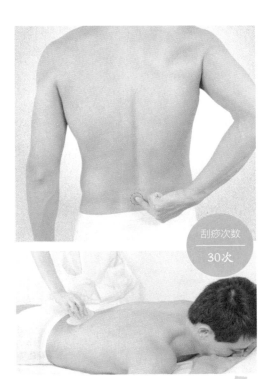

刮痧次数
30次

🔥 **刮痧方法**

用刮痧板侧边由轻到重刮拭腰阳关穴，至皮肤潮红发热即可。

⑤百会 「熄风醒脑、升阳固脱」

定位： 位于头部，当前发际正中直上5寸，或两耳尖连线的中点处。

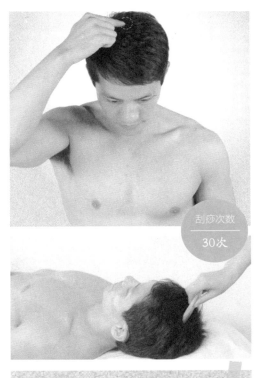

刮痧次数
30次

🔥 **刮痧方法**

用角刮法刮拭百会穴，力度适中，以潮红发热为度。

早泄

疾病概述： 早泄是指性交时间极短，或阴茎插入阴道就射精，随后阴茎即疲软，不能正常进行性交的一种病症，是一种最常见的男性性功能障碍。中医认为多由于房劳过度或频犯手淫，导致肾精亏耗，肾阴不足，相火偏亢，或体虚羸弱，虚损遗精日久，肾气不固，导致肾阴阳俱虚所致。

基础取穴： 关元、气海、肾俞、腰阳关、足三里。

随症配穴： 下肢痹痛者加刮蠡沟；四肢不温者加刮命门；头痛、眩晕者加刮百会。

---

① 关元 「固本培元、导赤通淋」

定位： 位于下腹部，前正中线上，当脐中下3寸。

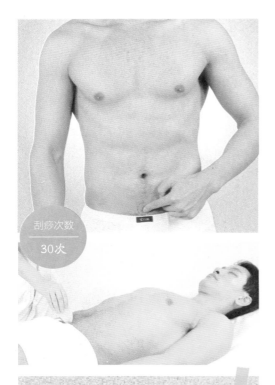

刮痧次数
30次

🔥 **刮痧方法**

用角刮法刮拭关元穴，力度由轻加重，以潮红发热为度。

② 气海 「益气助阳」

定位： 位于下腹部，前正中线上，当脐中下1.5寸。

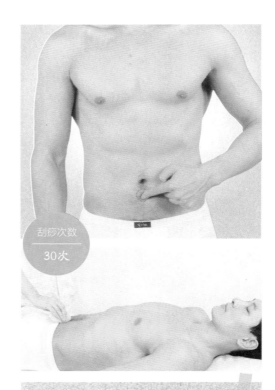

刮痧次数
30次

🔥 **刮痧方法**

用面刮法刮拭气海穴，力度由轻加重，以潮红发热为度。

③肾俞 「益肾助阳」

定位： 位于腰部，当第二腰椎棘突下，旁
开1.5寸。

🔥 **刮痧方法**

用刮痧板侧边由轻至重地刮拭肾俞
穴，至皮肤潮红发热即可。

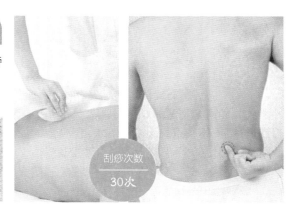

刮痧次数
30次

④腰阳关 「强健腰膝」

定位： 位于腰部，当后正中线上，第四腰
椎棘突下凹陷中。

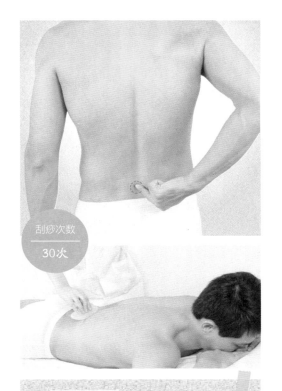

刮痧次数
30次

🔥 **刮痧方法**

用刮痧板侧边由轻到重刮拭腰阳关
穴，以皮肤潮红发热即可。

⑤足三里 「扶正培元」

定位： 位于小腿前外侧，当犊鼻下3寸，距
胫骨前缘一横指（中指）。

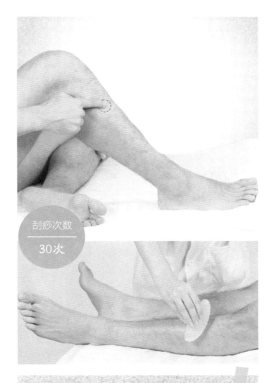

刮痧次数
30次

🔥 **刮痧方法**

用刮痧板侧边从上往下刮拭足三里
穴，以皮肤潮红发热为度。

遗精

疾病概述：遗精是指无性交而精液自行外泄的一种男性疾病。睡眠时精液外泄者为梦遗，清醒时精液外泄者为滑精，无论是梦遗还是滑精都统称为遗精。一般成年男性遗精1周不超过1次属正常的生理现象；如果1周数次或1日数次，并伴有精神萎靡、腰酸腿软、心慌、气喘，则属于病理性遗精。

基础取穴： 关元、气海、肾俞、太溪、三阴交。

随症配穴： 四肢不温者加刮命门；泄泻、便秘者加刮长强；眩晕者加刮百会。

---

①关元 「固本培元、导赤通淋」

定位： 位于下腹部，前正中线上，当脐中下3寸。

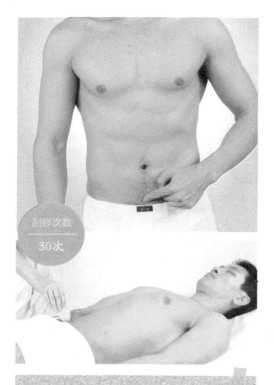

刮痧次数
30次

🔥 刮痧方法

用角刮法刮拭关元穴，力度由轻加重，以潮红发热为度。

②气海 「益气助阳」

定位： 位于下腹部，前正中线上，当脐中下1.5寸。

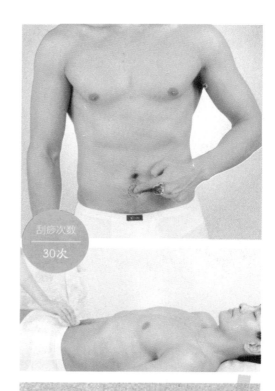

刮痧次数
30次

🔥 刮痧方法

用面刮法刮拭气海穴，力度由轻加重，以潮红发热为度。

③肾俞 「益肾助阳」

定位： 位于腰部，当第二腰椎棘突下，旁
开1.5寸。

🔥 **刮**痧方法

用刮痧板侧边由轻至重地刮拭肾俞
穴，至皮肤潮红发热即可。

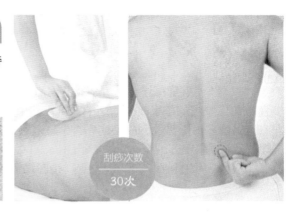

刮痧次数
30次

---

④太溪 「壮阳固肾」

定位： 位于足内侧，内踝后方，当内踝尖
与跟腱之间的凹陷处。

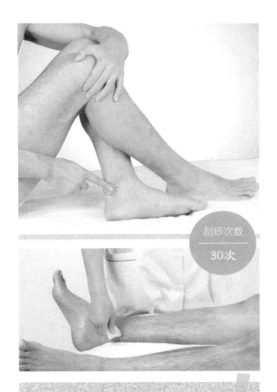

刮痧次数
30次

🔥 **刮**痧方法

用刮痧板角部刮拭太溪穴，至皮肤
潮红即可。

---

⑤三阴交 「健脾胃、益肝肾」

定位： 位于小腿内侧，当足内踝尖上3寸，
胫骨内侧缘后方。

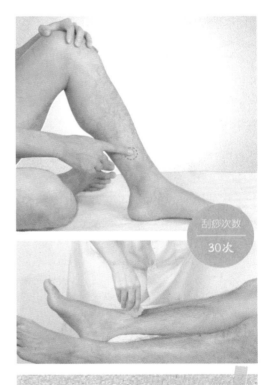

刮痧次数
30次

🔥 **刮**痧方法

用刮痧板角部刮拭三阴交穴，以潮
红出痧为度。

不育症

疾病概述：不育症指正常育龄夫妇婚后有正常性生活，长期不避孕，却未生育。在已婚夫妇中发生不育者有15%，其中单纯女性因素为50%，单纯男性因素为30%左右。男性多由于男性内分泌疾病、生殖道感染、男性性功能障碍等引起。

基础取穴：命门、三阴交、关元、气海、脾俞。

随症配穴：阳痿、早泄者加刮百会；腰膝酸软者加刮肾俞；纳差者加刮足三里。

①命门　「补肾壮阳、利水消肿」

定位： 位于腰部，当后正中线上，第二腰椎棘突下凹陷中。

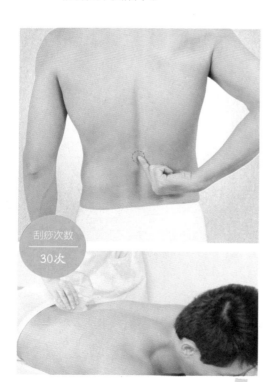

刮痧次数
30次

🔥 刮痧方法

用刮痧板厚边刮拭腰部命门穴，由上至下，力度轻柔，可不出痧。

②三阴交　「健脾胃、益肝肾」

定位： 位于小腿内侧，当足内踝尖上3寸，胫骨内侧缘后方。

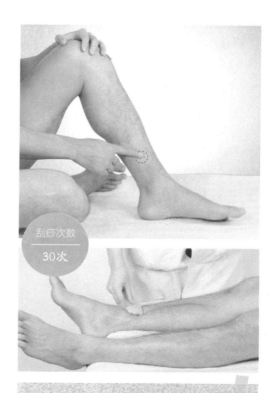

刮痧次数
30次

🔥 刮痧方法

用刮痧板厚边刮拭三阴交穴，刮到不再出现新痧为止。

③ 关元 「固本培元 导赤通淋」

定位: 位于下腹部，前正中线上，当脐中下3寸。

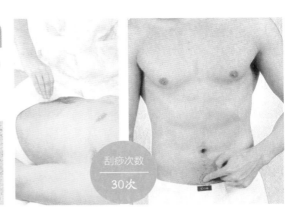

刮痧次数
30次

> 🔥 **刮痧方法**
>
> 用面刮法刮拭关元穴，力度由轻加重，以潮红发热为度。

④ 气海 「益气助阳」

定位: 位于下腹部，前正中线上，当脐中下1.5寸。

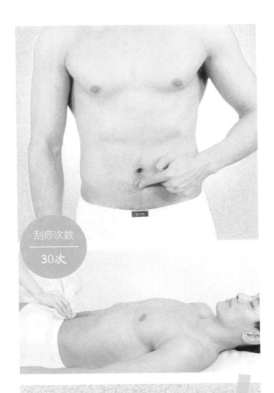

刮痧次数
30次

> 🔥 **刮痧方法**
>
> 用面刮法刮拭气海穴，力度由轻加重，以潮红发热为度。

⑤ 脾俞 「健脾和胃」

定位: 位于背部，当第十一胸椎棘突下，旁开1.5寸。

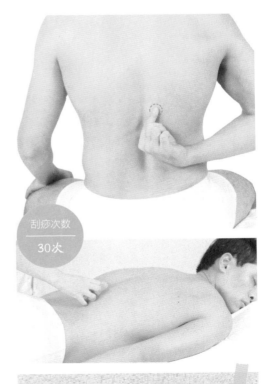

刮痧次数
30次

> 🔥 **刮痧方法**
>
> 用刮痧板侧边从上往下刮拭脾俞穴，以皮肤潮红发热为度。

月经不调

疾病概述：月经是机体受垂体前叶及卵巢内分泌激素的调节而呈现的有规律的周期性子宫内膜脱落现象。月经不调是指月经的周期、经色、经量、经质发生了改变。如垂体前叶或卵巢功能异常，就会发生月经不调。

基础取穴：血海、三阴交、关元、气海、子宫。

随症配穴：痛经、带下者加刮八髎；腹胀、纳差者加刮脾俞；易疲劳者加刮中极。

---

①血海 「调经统血、健脾化湿」

定位： 屈膝，位于大腿内侧，髌底内侧端上2寸，股四头肌内侧头的隆起处。

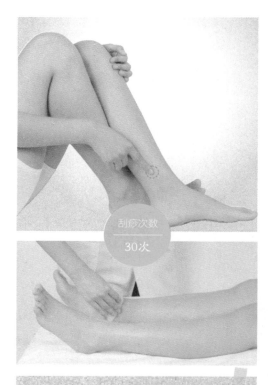

刮痧次数
30次

🔥 刮痧方法

用面刮法刮拭血海穴，以皮肤出现红晕为度。

②三阴交 「健脾胃、益肝肾」

定位： 位于小腿内侧，当足内踝尖上3寸，胫骨内侧缘后方。

刮痧次数
30次

🔥 刮痧方法

用面刮法从上往下刮拭三阴交穴，至皮肤发红出痧为止。

③关元 「固本培元、导赤通淋」

定位: 位于下腹部,前正中线上,当脐中下3寸。

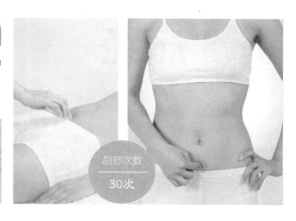

刮痧次数
30次

🔥 刮痧方法

用面刮法刮拭关元穴,力度由轻加重,以潮红发热为度。

④气海 「益气助阳」

定位: 位于下腹部,前正中线上,当脐中下1.5寸。

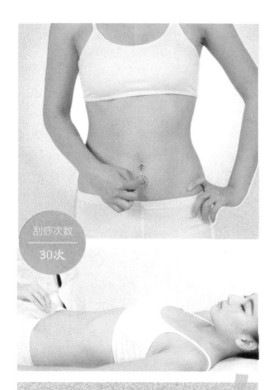

刮痧次数
30次

🔥 刮痧方法

用面刮法刮拭气海穴,力度由轻加重,以潮红发热为度。

⑤子宫 「调经止带」

定位: 位于下腹部,当脐下4寸,距前正中线3寸。

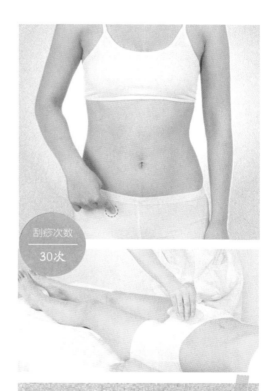

刮痧次数
30次

🔥 刮痧方法

用角刮法刮拭子宫穴,以顺时针方向旋动刮痧板,力度轻柔。

痛经

疾病概述： 痛经是指妇女在月经前后或经期，出现下腹部或腰骶部剧烈疼痛，严重时伴有恶心、呕吐、腹泻，甚则昏厥。中医认为本病多因情志郁结，或经期受寒饮冷，以致经血滞于胞宫，或体质素弱，胞脉失养引起疼痛。

基础取穴： 关元、肾俞、足三里、三阴交、合谷。

随症配穴： 易疲劳者加刮中极；腹胀、纳差者加刮脾俞；小便不利者加刮八髎。

---

①关元 「固本培元 导赤通淋」

定位： 位于下腹部，前正中线上，当脐中下3寸。

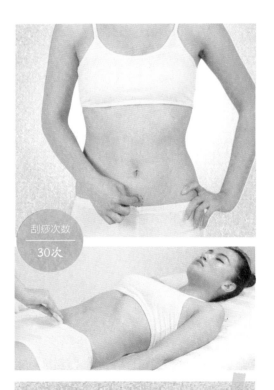

刮痧次数
30次

🔥 刮痧方法

用面刮法刮拭关元穴，力度由轻加重，以潮红发热为度。

②肾俞 「益肾助阳」

定位： 位于腰部，当第二腰椎棘突下，旁开1.5寸。

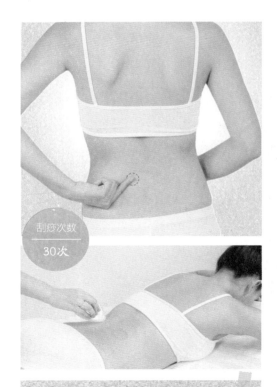

刮痧次数
30次

🔥 刮痧方法

用刮痧板角部由轻至重地刮拭肾俞穴，至皮肤潮红发热即可。

③足三里 「通经活络」

定位： 位于小腿前外侧，当犊鼻下3寸，距胫骨前缘一横指（中指）。

🔥 刮痧方法

用刮痧板角部从上往下刮拭足三里穴，力度略重，可不出痧。

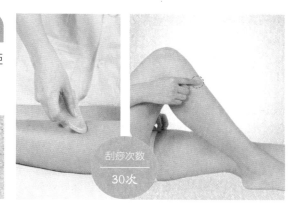

刮痧次数
30次

④三阴交 「健脾胃、益肝肾」

定位： 位于小腿内侧，当足内踝尖上3寸，胫骨内侧缘后方。

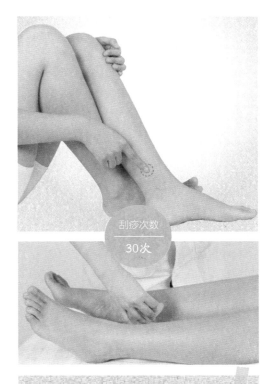

刮痧次数
30次

🔥 刮痧方法

用角刮法刮拭三阴交穴，以潮红出痧为度。

⑤合谷 「镇静止痛、通经活络」

定位： 位于手背第一、第二掌骨之间，约当第二掌骨之中点。

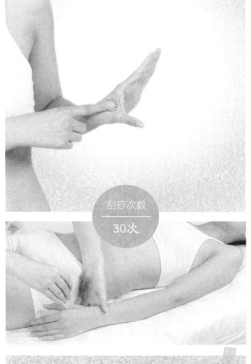

刮痧次数
30次

🔥 刮痧方法

用刮痧板角部刮拭合谷穴，力度适中，可不出痧。

闭经

疾病概述：闭经是指妇女应有月经而超过一定时限仍未来潮。正常女子一般14岁左右月经来潮，凡超过18岁尚未来潮者，为原发性闭经。月经周期建立后，又停经6个月以上者，为继发性闭经。多为内分泌系统的月经调节机能失常、子宫因素以及全身性疾病所致。

基础取穴：血海、三阴交、关元、肾俞、子宫。

随症配穴：小腹胀痛者加刮归来；腰膝冷痛者加刮命门；纳差者加刮脾俞。

---

①血海 「调经统血 健脾化湿」

定位：屈膝，位于大腿内侧，髌底内侧端上2寸，股四头肌内侧头的隆起处。

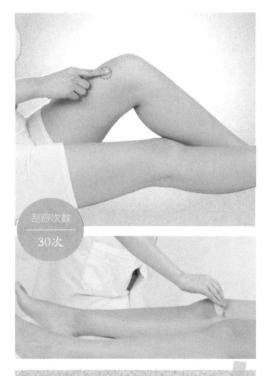

刮痧次数
30次

🔥 *刮痧方法*

用面刮法刮拭血海穴，以潮红出痧为度。

②三阴交 「健脾胃、益肝肾」

定位：位于小腿内侧，当足内踝尖上3寸，胫骨内侧缘后方。

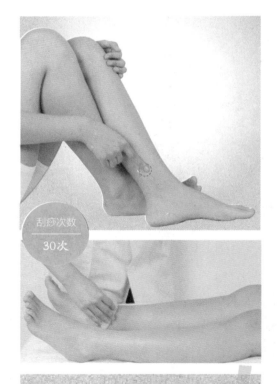

刮痧次数
30次

🔥 *刮痧方法*

用面刮法刮拭三阴交穴，以潮红出痧为度。

③关元 「固本培元，导赤通淋」

定位： 位于下腹部，前正中线上，当脐中下3寸。

🔥 刮痧方法

用面刮法刮拭关元穴，力度由轻加重，以潮红发热为度。

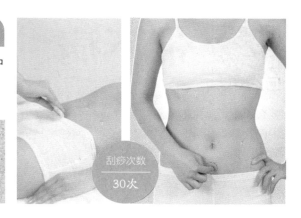

刮痧次数
30次

④肾俞 「益肾助阳」

定位： 位于腰部，当第二腰椎棘突下，旁开1.5寸。

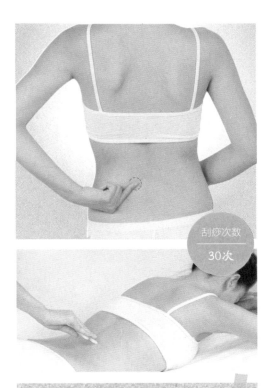

刮痧次数
30次

🔥 刮痧方法

用刮痧板侧边由轻至重地刮拭肾俞穴，至皮肤潮红发热即可。

⑤子宫 「调经止带」

定位： 位于下腹部，当脐下4寸，距前正中线3寸。

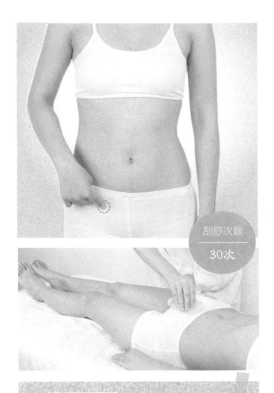

刮痧次数
30次

🔥 刮痧方法

用角刮法刮拭子宫穴，以顺时针方向旋动刮痧板，力度轻柔。

带下病

疾病概述：带下病指阴道分泌多量或少量的白色分泌物，有臭味及异味，色泽异常，常与生殖系统局部炎症、肿瘤或身体虚弱等因素有关。中医学认为本病多因湿热下注或气血亏虚，致带脉失约、冲任失调而成。分为四型：肝火型、脾虚型、湿热型和肾虚型。

基础取穴： 关元、带脉、肾俞、次髎、三阴交。

随症配穴： 腰膝冷痛者加刮命门；纳差者加刮脾俞；赤白带下者加刮照海。

①关元 「固本培元、导赤通淋」

定位： 位于下腹部，前正中线上，当脐中下3寸。

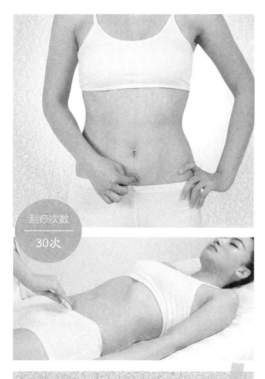

刮痧次数 **30次**

🔥 刮痧方法

用面刮法刮拭关元穴，力度由轻加重，以潮红发热为度。

②带脉 「行气活血」

定位： 位于侧腹部，第十一肋骨游离端下方垂线与脐水平线交点上。

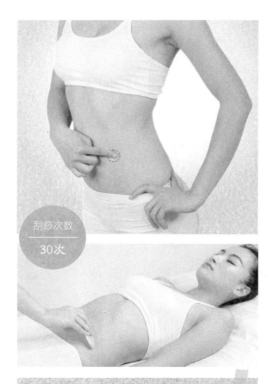

刮痧次数 **30次**

🔥 刮痧方法

用刮痧板侧边由轻到重刮拭带脉穴，直至皮肤潮红发热为度。

③肾俞 「益肾助阳」

定位： 位于腰部，当第二腰椎棘突下，旁
开1.5寸。

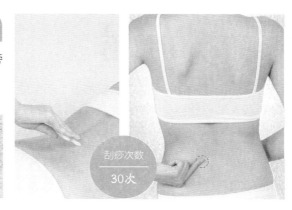

刮痧次数
30次

刮痧方法

用刮痧板侧边由轻至重地刮拭肾俞
穴，至皮肤潮红发热即可。

④次髎 「调理下焦、强腰利膝」

定位： 位于骶部，当髂后上棘内下方，适
对第二骶后孔处。

刮痧次数
30次

刮痧方法

用刮痧板侧边由轻到重刮拭次髎
穴，以出现痧斑为度。

⑤三阴交 「健脾胃、益肝肾」

定位： 位于小腿内侧，当足内踝尖上3寸，
胫骨内侧缘后方。

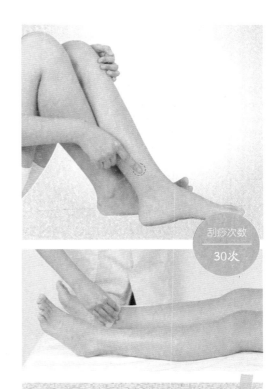

刮痧次数
30次

刮痧方法

用面刮法刮拭三阴交穴，以潮红出
痧为度。

崩漏

疾病概述： 崩漏相当于西医的功能性子宫出血，是指妇女非周期性子宫出血，其发病急骤，暴下如注，大量出血者为"崩"；病势缓，出血量少，淋漓不绝者为"漏"。崩与漏虽出血情况不同，但在发病过程中两者常互相转化，如崩血量渐少，可能转化为漏，漏势发展又可能变为崩，故临床多以"崩漏"并称。

基础取穴： 百会、关元、子宫、血海、隐白。

随症配穴： 腰膝冷痛者加刮命门；纳差者加刮脾俞；壮热渴饮者加刮曲池。

---

①百会 「熄风醒脑、升阳固脱」

定位： 位于头部，当前发际正中直上5寸，或两耳尖连线的中点处。

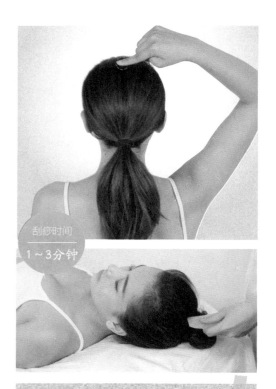

刮痧时间
1～3分钟

🔥 刮痧方法

用角刮法刮拭百会穴，力度轻柔，以潮红发热为度。

②关元 「固本培元、导赤通淋」

定位： 位于下腹部，前正中线上，当脐中下3寸。

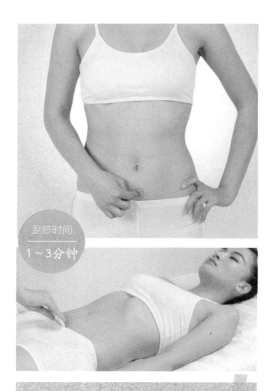

刮痧时间
1～3分钟

🔥 刮痧方法

用面刮法刮拭关元穴，力度由轻加重，以潮红发热为度。

③子宫 「调经止带」

定位： 位于下腹部，当脐下4寸，距前正中线3寸。

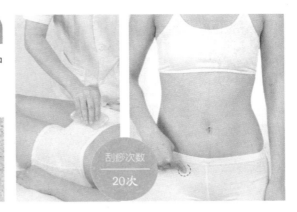

刮痧次数
20次

④血海 「调经统血、健脾化湿」

定位： 屈膝，位于大腿内侧，髌底内侧端上2寸，股四头肌内侧头的隆起处。

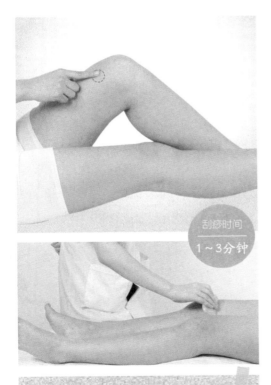

刮痧时间
1～3分钟

🔥 刮痧方法

用面刮法刮拭血海穴，力度轻柔，以潮红出痧为度。

⑤隐白 「调经统血、健脾回阳」

定位： 位于足大趾末节内侧，距趾甲角0.1寸（指寸）。

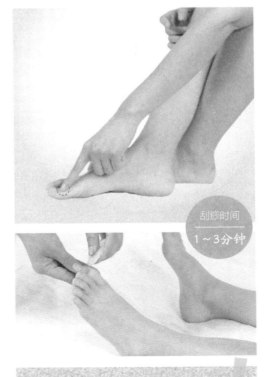

刮痧时间
1～3分钟

🔥 刮痧方法

用刮痧板角部轻轻点按隐白穴，以患者出现酸麻胀痛感为度。

子宫脱垂

疾病概述： 子宫脱垂又名子宫脱出，本病是指子宫从正常位置沿阴道向下移位的病症。其病因为支托子宫及盆腔脏器之组织损伤或失去支托力，以及骤然或长期增加腹压所致。常见症状为腹部下坠、腰酸。严重者会出现排尿困难，或尿频、尿潴留、尿失禁及白带多等症状。

基础取穴： 百会、气海、血海、关元、照海。

随症配穴： 纳差者加刮脾俞；腰膝冷痛者加刮命门；白带多者加刮带脉。

---

① 百会 「熄风醒脑、升阳固脱」

定位： 位于头部，当前发际正中直上5寸，或两耳尖连线的中点处。

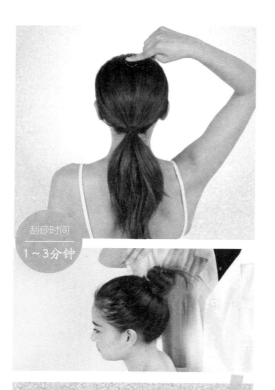

刮痧时间
1~3分钟

🔥 **刮痧方法**

用刮痧板角部点揉按压百会穴，以患者有明显酸麻胀痛感为度。

② 气海 「益气助阳」

定位： 位于下腹部，前正中线上，当脐中下1.5寸。

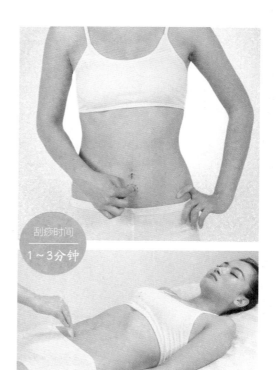

刮痧时间
1~3分钟

🔥 **刮痧方法**

用刮痧板一角刮拭气海穴，由轻渐重，刮至不再出现新痧为止。

③血海 「调经统血、健脾化湿」

定位： 屈膝，位于大腿内侧，髌底内侧端上2寸，股四头肌内侧头的隆起处。

🔥 刮痧方法

用刮痧板厚边从上往下刮拭血海穴，刮至不再出现新痧为止。

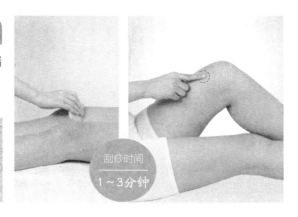

刮痧时间
1～3分钟

④关元 「固本培元、导赤通淋」

定位： 位于下腹部，前正中线上，当脐中下3寸。

刮痧时间
1～3分钟

🔥 刮痧方法

用面刮法刮拭关元穴，刮至不再出现新痧为止。

⑤照海 「滋阴清热、调经止痛」

定位： 位于足内侧，内踝尖下方凹陷处。

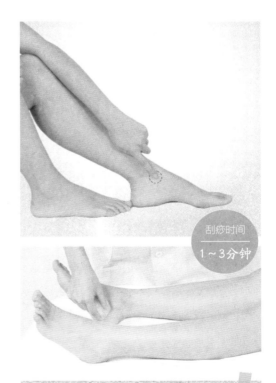

刮痧时间
1～3分钟

🔥 刮痧方法

用角刮法刮拭照海穴，以皮肤出现红晕为度。

乳腺增生

疾病概述： 乳腺增生是女性最常见的乳房疾病，其发病率占乳腺疾病的首位。乳腺增生症是正常乳腺小叶生理性增生与复旧不全，乳腺正常结构出现紊乱，属于病理性增生，它是既非炎症又非肿瘤的一类病。临床表现为乳房疼痛、乳房肿块及乳房溢液等。本病多由内分泌失调、精神不佳、环境不良、服用激素保健品等所致。

基础取穴： 乳根、膻中、中脘、阳陵泉、三阴交。

随症配穴： 心烦不寐者加刮内关；白带异常者加刮带脉；腰酸背痛者加刮肾俞。

---

①乳根 「燥化脾湿」

定位： 位于胸部，当乳头直下，乳房根部，第五肋间隙，距前正中线4寸。

刮痧次数
30次

🔥 *刮* 痧方法

用角刮法刮拭乳根穴，力度轻柔，以患者能忍受为度。

②膻中 「理气止痛、生津增液」

定位： 位于胸部，当前正中线上，平第四肋间，两乳头连线的中点。

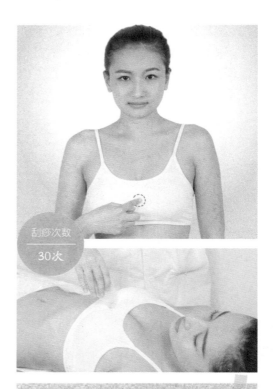

刮痧次数
30次

🔥 *刮* 痧方法

用角刮法从上到下刮拭膻中穴，力度适中，可不出痧。

③中脘 「和胃健脾、降逆利水」

定位： 位于上腹部，前正中线上，当脐中上4寸。

🔥 刮痧方法

用角刮法自上而下轻刮中脘穴，以出痧为度。

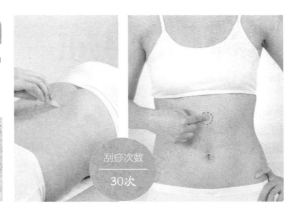

刮痧次数
30次

④阳陵泉 「疏肝解郁」

定位： 位于小腿外侧，当腓骨头前下方凹陷处。

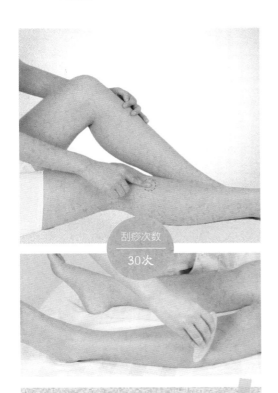

刮痧次数
30次

🔥 刮痧方法

用面刮法自上而下刮拭阳陵泉穴，至皮肤出痧为止。

⑤三阴交 「健脾胃、益肝肾」

定位： 位于小腿内侧，当足内踝尖上3寸，胫骨内侧缘后方。

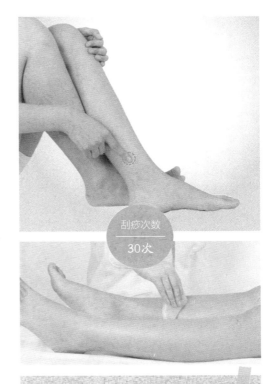

刮痧次数
30次

🔥 刮痧方法

用面刮法从上往下刮拭三阴交穴，以潮红出痧为度。

不孕症

疾病概述： 不孕症是指夫妇同居而未避孕，经过较长时间不怀孕的病症。临床上分原发性不孕和继发性不孕两种。不孕可由很多因素引起，如多次流产、妇科疾病、精神紧张和不当减肥等。

基础取穴： 关元、气海、子宫、地机、三阴交。

随症配穴： 心慌、胸闷者加刮心俞；月经不调者加刮血海；白带异常者加刮带脉。

---

①关元 「固本培元、导赤通淋」

定位： 位于下腹部，前正中线上，当脐中下3寸。

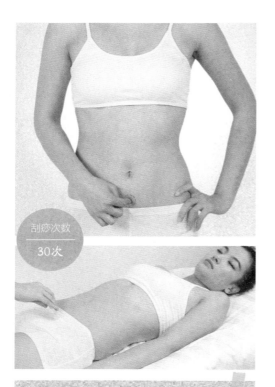

刮痧次数
30次

🔥 *刮*痧方法

用面刮法刮拭关元穴，力度由轻加重，以潮红发热为度。

②气海 「益气助阳、调经固经」

定位： 位于下腹部，前正中线上，当脐中下1.5寸。

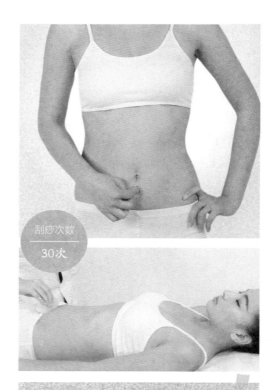

刮痧次数
30次

🔥 *刮*痧方法

用面刮法刮拭气海穴，力度由轻加重，以潮红发热为度。

③子宫 「调经止带」

定位： 位于下腹部，当脐下4寸，距前正中线3寸。

🔥 *刮痧方法*

用角刮法刮拭子宫穴，以顺时针方向旋动刮痧板，力度轻柔。

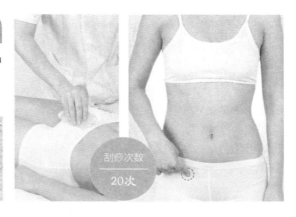

刮痧次数
20次

④地机 「健脾渗湿、调经止带」

定位： 位于小腿内侧，当内踝尖与阴陵泉穴的连线上，阴陵泉穴下3寸。

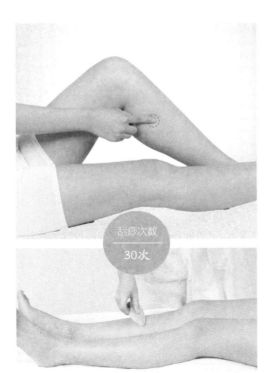

刮痧次数
30次

🔥 *刮痧方法*

用面刮法从上至下刮拭地机穴，至不再出现新痧为止。

⑤三阴交 「健脾胃、益肝肾」

定位： 位于小腿内侧，当足内踝尖上3寸，胫骨内侧缘后方。

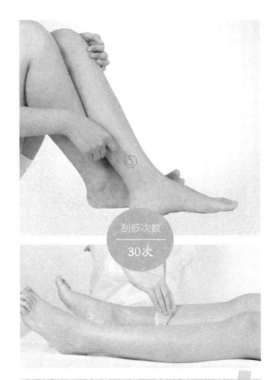

刮痧次数
30次

🔥 *刮痧方法*

用面刮法从上至下刮拭三阴交穴，以潮红出痧为度。

产后腹痛

疾病概述： 产后腹痛是指女性分娩以后以下腹部疼痛为主的症状，是属于分娩后的一种正常现象，一般疼痛持续2～3天，而后自然消失，多则1周以内消失。若超过1周连续出现腹痛，伴有恶露量增多、有血块、有臭味等，则预示盆腔内有炎症。产后腹痛以小腹部疼痛最为常见。产后饮食宜清淡，并应根据自己的身体状况适当参加运动。

基础取穴： 关元、气海、子宫、足三里、三阴交。

随症配穴： 四肢不温者加刮命门；胸胁胀痛者加刮肝俞；爪甲不荣者加刮血海。

---

①关元 「固本培元、导赤通淋」

定位： 位于下腹部，前正中线上，当脐中下3寸。

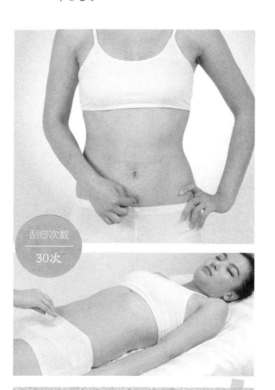

刮痧次数
30次

🔥 刮痧方法

用面刮法刮拭关元穴，力度由轻加重，以潮红发热为度。

②气海 「益气助阳、调经固经」

定位： 位于下腹部，前正中线上，当脐中下1.5寸。

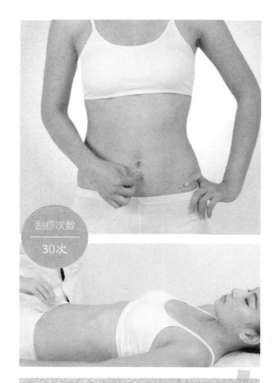

刮痧次数
30次

🔥 刮痧方法

用面刮法刮拭气海穴，力度由轻加重，以潮红发热为度。

③子宫 「调经止带」

定位： 位于下腹部，当脐下4寸，距前正中线3寸。

🔥 **刮痧方法**

用角刮法刮拭子宫穴，以顺时针方向旋动刮痧板，力度轻柔。

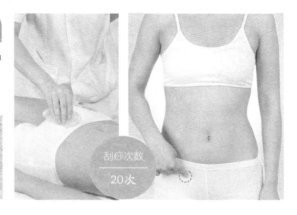

刮痧次数
20次

④足三里 「调理气血」

定位： 位于小腿前外侧，当犊鼻下3寸，距胫骨前缘一横指（中指）。

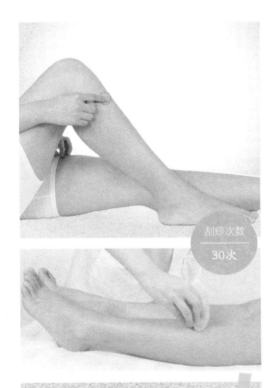

刮痧次数
30次

🔥 **刮痧方法**

用刮痧板角部从上往下刮拭足三里穴，力度略重，可不出痧。

⑤三阴交 「健脾胃、益肝肾」

定位： 位于小腿内侧，当足内踝尖上3寸，胫骨内侧缘后方。

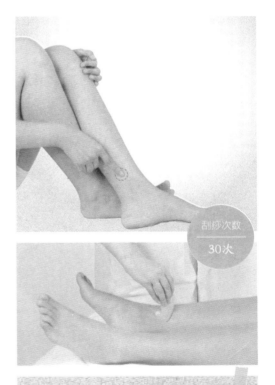

刮痧次数
30次

🔥 **刮痧方法**

用刮痧板侧边刮拭三阴交穴，以潮红出痧为度。

产后缺乳

疾病概述： 产后缺乳是指产后乳汁分泌量少，不能满足婴儿的需要。乳汁的分泌量与乳母的精神状态、情绪和营养状况、休息都是有关联的。中医认为本病多因素体虚弱，或产期失血过多，以致气血亏虚、乳汁化源不足，或情志失调、气机不畅、乳汁壅滞不行所致。

基础取穴： 乳根、膻中、少泽、合谷、三阴交。

随症配穴： 胸胁胀痛者加刮肝俞；胃纳不佳者加刮脾俞；下腹坠胀者加刮气海。

①乳根 「燥化脾湿」

定位： 位于胸部，当乳头直下，乳房根部，第五肋间隙，距前正中线4寸。

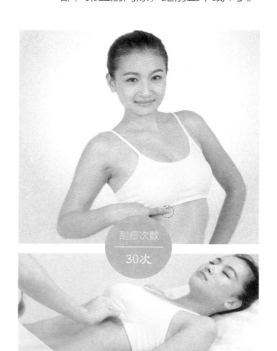

刮痧次数
30次

🔥 刮痧方法

用角刮法刮拭乳根穴，力度轻柔，以患者能忍受为度。

②膻中 「理气止痛、生津增液」

定位： 位于胸部，当前正中线上，平第四肋间，两乳头连线的中点。

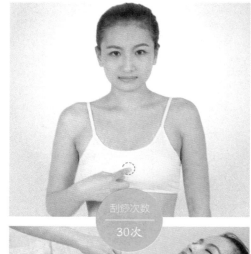

刮痧次数
30次

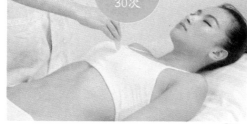

🔥 刮痧方法

用角刮法从上到下刮拭膻中穴，力度适中，可不出痧。

③少泽 「清热利咽、通乳开窍」

定位： 位于手小指末节尺侧，距指甲角0.1寸（指寸）。

🔥 刮痧方法

用刮痧板角部刮拭少泽穴，以有酸麻胀痛感为佳。

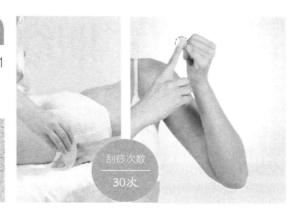

刮痧次数
30次

④合谷 「镇静止痛、通经活络」

定位： 位于手背第一、第二掌骨之间，约当第二掌骨之中点。

刮痧次数
30次

🔥 刮痧方法

用刮痧板角部刮拭合谷穴，力度适中，可不出痧。

⑤三阴交 「健脾胃、益肝肾」

定位： 位于小腿内侧，当足内踝尖上3寸，胫骨内侧缘后方。

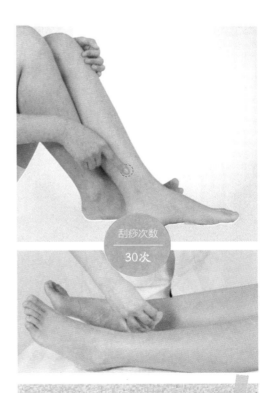

刮痧次数
30次

🔥 刮痧方法

用角刮法刮拭三阴交穴，以潮红出痧为度。

更年期综合征

疾病概述： 更年期综合征是由雌激素水平下降而引起的一系列症状。更年期妇女，由于卵巢功能减退，垂体功能亢进，分泌过多的促性腺激素，引起植物神经功能紊乱，从而出现一系列程度不同的症状，如月经变化、面色潮红、心悸、失眠、乏力、抑郁、多虑、情绪不稳定、注意力难以集中等。

基础取穴： 关元、气海、肾俞、足三里、三阴交。

随症配穴： 胸胁胀痛者加刮肝俞；胃纳不佳者加刮脾俞；心烦不寐者加刮内关。

---

①关元 「固本培元、导赤通淋」

定位： 位于下腹部，前正中线上，当脐中下3寸。

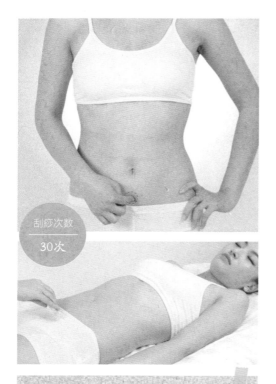

刮痧次数
30次

🔥 **刮痧方法**

用面刮法刮拭关元穴，力度由轻加重，以潮红发热为度。

②气海 「益气助阳、调经固经」

定位： 位于下腹部，前正中线上，当脐中下1.5寸。

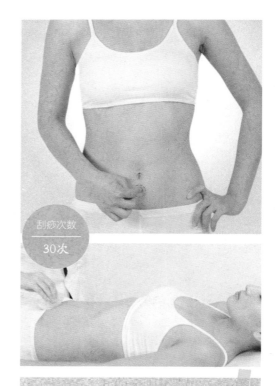

刮痧次数
30次

🔥 **刮痧方法**

用面刮法刮拭气海穴，力度由轻加重，以潮红发热为度。

③肾俞 「益肾助阳」

定位： 位于腰部，当第二腰椎棘突下，旁开1.5寸。

🔥 刮痧方法

用刮痧板侧边由轻至重地刮拭肾俞穴，至皮肤潮红发热即可。

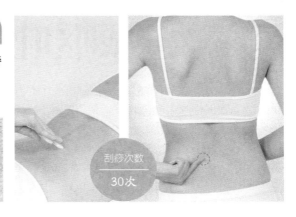

刮痧次数
30次

④足三里 「调理气血」

定位： 位于小腿前外侧，当犊鼻下3寸，距胫骨前缘一横指（中指）。

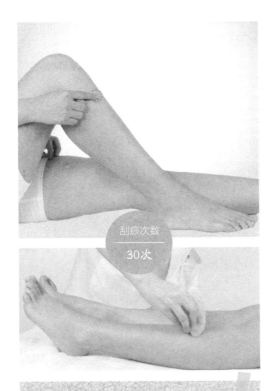

刮痧次数
30次

🔥 刮痧方法

用刮痧板角部从上往下刮拭足三里穴，力度略重，可不出痧。

⑤三阴交 「健脾胃、调经带」

定位： 位于小腿内侧，当足内踝尖上3寸，胫骨内侧缘后方。

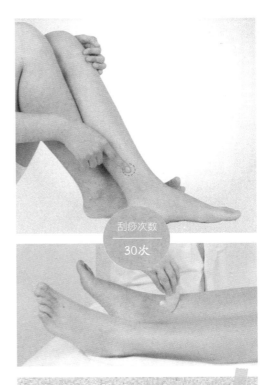

刮痧次数
30次

🔥 刮痧方法

用刮痧板侧边刮拭三阴交穴，以潮红出痧为度。

妊娠呕吐

疾病概述： 妊娠呕吐是指怀孕后2～3个月出现的恶心、呕吐症状。多因早孕时绒毛膜促性腺素功能旺盛，使胃酸减少，胃蠕动减弱，副交感神经兴奋过强所致。临床主要表现为恶心、呕吐、择食等，伴有全身乏力、精神萎靡、心悸气促、身体消瘦等症。

基础取穴： 中脘、内关。

随症配穴： 纳差者加刮脾俞；痰多者加刮丰隆；倦怠乏力者加刮足三里。

---

①中脘 「和胃健脾、降逆利水」

定位： 位于上腹部，前正中线上，当脐中上4寸。

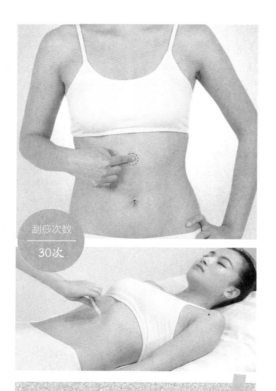

刮痧次数
30次

🔥 *刮痧方法*

用刮痧板的厚边从上往下刮拭中脘穴，以皮肤潮红出痧为度。

②内关 「宁心安神、理气止痛」

定位： 位于前臂掌侧，腕横纹上2寸，掌长肌腱与桡侧腕屈肌腱之间。

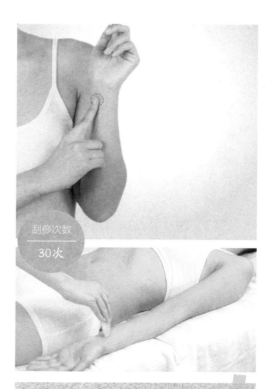

刮痧次数
30次

🔥 *刮痧方法*

用角刮法刮拭内关穴，力度适中，以潮红出痧为度。

第 5 章

小儿刮刮乐，健康成长百病消

　　每个孩子都是父母的掌中宝，孩子能够健康的成长是做父母的最大愿望，但是孩子脏腑娇嫩，容易生病，且不宜打针吃药。刮痧疗法可以在安全无副作用的情况下为孩子治病、强健身体，让父母用双手为孩子撑起一把保护伞。

小儿感冒·小儿咳嗽·小儿发热·小儿扁桃体炎·小儿流涎·小儿咽炎
小儿口疮·小儿惊风·小儿厌食·小儿消化不良·小儿腹泻·小儿盗汗
小儿遗尿·小儿哮喘·小儿便秘·小儿脑炎后遗症·小儿落枕·小儿夜啼·小儿失眠

小儿感冒

疾病概述： 小儿感冒即为小儿上呼吸道急性感染，简称上感。大部分患儿感冒是以病毒入侵为主，此外也可能是支原体或细菌感染。小儿感冒分为风寒感冒和风热感冒。风寒感冒主要症状为发热轻、恶寒重、头痛、鼻塞等。风热感冒主要症状为发热重、恶寒轻、大便干、小便黄，检查可见扁桃体肿大、咽部充血等。

基础取穴： 风池、大椎、肺俞、曲池、合谷。

随症配穴： 鼻塞、流涕加刮迎香；哭闹不安着加刮内关；烦闷呕吐者加刮尺泽。

---

① 风池 「平肝熄风、通利官窍」

定位： 位于项部，当枕骨之下，与风府相平，胸锁乳突肌与斜方肌上端之间的凹陷处。

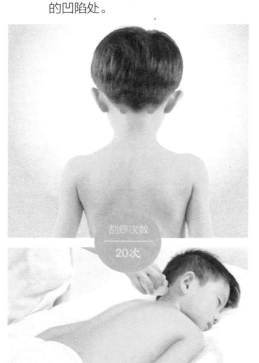

刮痧次数
20次

🔥 刮痧方法

用角刮法刮拭风池穴，病情重者力度稍重，病情轻者力度宜轻。

② 大椎 「清热解表、截疟止痛」

定位： 位于后正中线上，第七颈椎棘突下凹陷中。

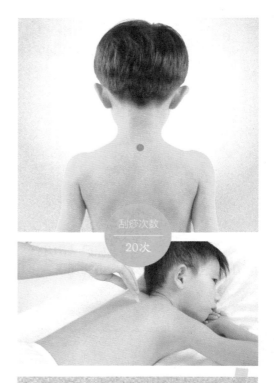

刮痧次数
20次

🔥 刮痧方法

用点刮法刮拭大椎穴，力度由轻渐重，以皮肤潮红发热为度。

③肺俞 「缓急止痛、止咳平喘」

定位： 位于背部，当第三胸椎棘突下，旁开1.5寸。

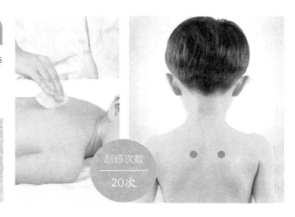

刮痧次数
20次

刮痧方法

用刮痧板由上向下刮拭肺俞穴，用力轻柔，不可过量。

④曲池 「清热和营、降逆活络」

定位： 位于肘横纹头外端凹陷处，尺泽与肱骨外上髁连线中点。

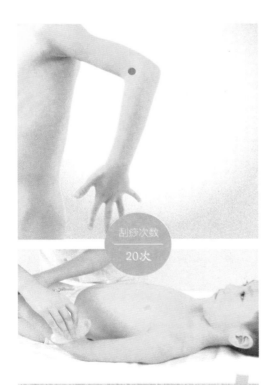

刮痧次数
20次

刮痧方法

用刮痧板侧边从上往下刮拭曲池穴，可不出痧。

⑤合谷 「镇静止痛、通经活络」

定位： 位于手背第一、第二掌骨之间，约当第二掌骨之中点。

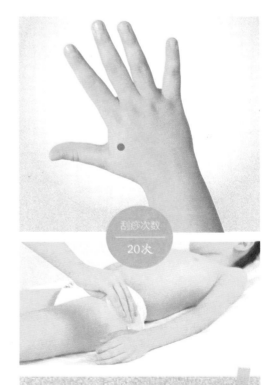

刮痧次数
20次

刮痧方法

用刮痧板角部刮拭合谷穴，力度适中，可不出痧。

小儿咳嗽

疾病概述： 小儿咳嗽是小儿呼吸系统疾病之一。当呼吸道有异物或受到过敏性因素的刺激时，就会引起咳嗽。此外，呼吸系统疾病大部分都会引起呼吸道急、慢性炎症，从而引发咳嗽。根据患儿病程可分为急性、亚急性和慢性咳嗽。中医认为，因外感六淫之邪多从肺脏侵袭人体，致肺失宣降，肺气上逆则发为咳嗽。

基础取穴： 列缺、少商、肺俞、孔最、天突。

随症配穴： 咳嗽、胸闷者加刮膻中；气喘、胸痛者加刮中府；声音嘶哑者加刮人迎。

---

①列缺 「止咳平喘、通经活络」

定位： 位于前臂桡侧缘，桡骨茎突上方，腕横纹上1.5寸。

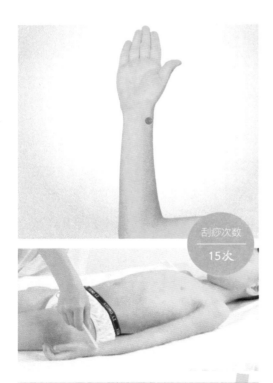

刮痧次数
15次

🔥 **刮痧方法**

用刮痧板侧边刮拭列缺穴，以皮肤潮红发热为度。

②少商 「清热止痛、解表退热」

定位： 位于手拇指末节桡侧，距指甲角0.1寸（指寸）。

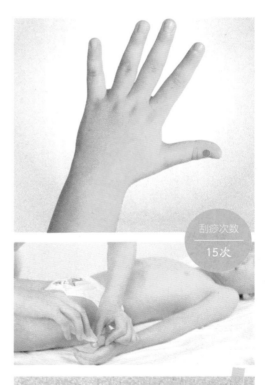

刮痧次数
15次

🔥 **刮痧方法**

用角刮法刮拭少商穴，以皮肤潮红发热为度。

③肺俞 「缓急止痛 止咳平喘」

定位： 位于背部，当第三胸椎棘突下，旁开1.5寸。

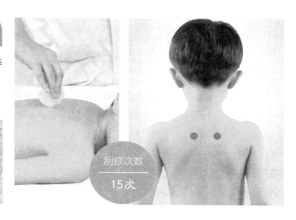

刮痧次数
15次

🔥 **刮痧方法**

用刮痧板由上向下刮拭肺俞穴，用力轻柔，不可过量。

④孔最 「清热止血 润肺理气」

定位： 位于前臂掌面桡侧，当尺泽与太渊连线上，腕横纹上7寸。

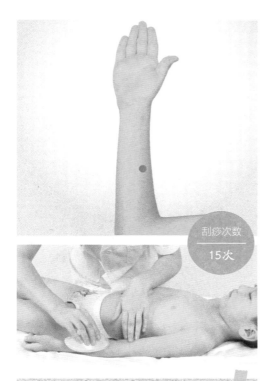

刮痧次数
15次

🔥 **刮痧方法**

用刮痧板厚边棱角面侧刮拭孔最穴，以出痧为度。

⑤天突 「理气平喘」

定位： 位于颈部，当前正中线上，胸骨上窝中央。

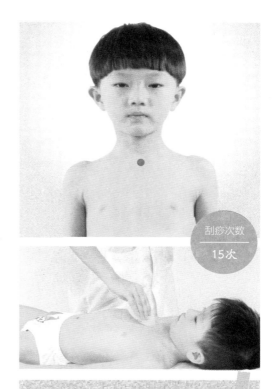

刮痧次数
15次

🔥 **刮痧方法**

用刮痧板角部刮拭天突穴，力度微重，以出痧为度。

小儿发热

疾病概述： 小儿体温超过37.3℃即为发热。临床一般伴有面赤唇红、烦躁不安、大便干燥。小儿正常体温是36～37.3℃，低度发热体温为37.3～38℃，中度发热体温为38.1～39℃，高度发热体温为39.1～40℃，超高热则为41℃及以上，若体温高、发热持续时间过长，应及早就医，细心护理。

基础取穴： 风池、大椎、复溜、曲池、合谷。

随症配穴： 咳嗽、咳痰者加刮肺俞；咽喉肿痛者加刮少商；躁扰不宁者加刮内关。

---

①风池 「平肝熄风、通利官窍」

定位： 位于项部，当枕骨之下，与风府相平，胸锁乳突肌与斜方肌上端之间的凹陷处。

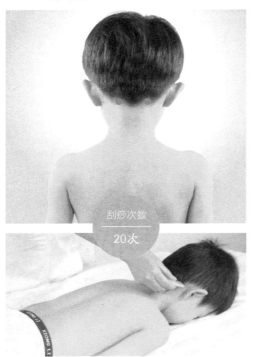

刮痧次数
20次

🔥 *刮痧方法*

用角刮法刮拭风池穴，病情重者力度稍重，病情轻者力度宜轻。

②大椎 「清热解表、截疟止痛」

定位： 位于后正中线上，第七颈椎棘突下凹陷中。

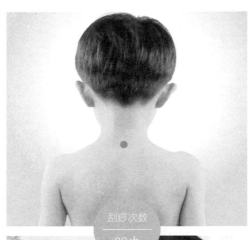

刮痧次数
20次

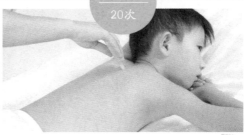

🔥 *刮痧方法*

用点刮法刮拭大椎穴，力度由轻渐重，以皮肤潮红出痧为度。

③复溜 「补肾益阴」

定位： 位于小腿内侧，太溪直上2寸，跟腱的前方。

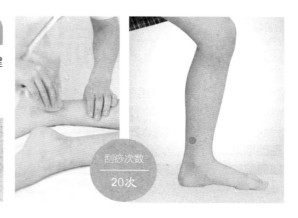

刮痧次数
20次

🔥 刮痧方法

用刮痧板角部重刮患儿复溜穴，至皮下出现紫色痧斑、痧痕为止。

④曲池 「清热和营、降逆活络」

定位： 位于肘横纹头外端凹陷处，尺泽与肱骨外上髁连线中点。

刮痧次数
20次

🔥 刮痧方法

用刮痧板角部从上往下刮拭曲池穴，可不出痧。

⑤合谷 「镇静止痛、通经活络」

定位： 位于手背第一、第二掌骨之间，约当第二掌骨之中点。

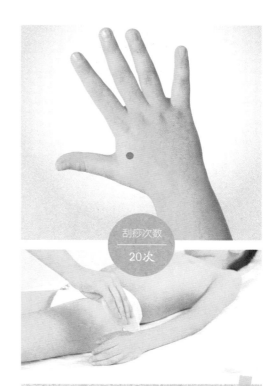

刮痧次数
20次

🔥 刮痧方法

用刮痧板角部刮拭合谷穴，力度适中，可不出痧。

小儿扁桃体炎

疾病概述： 小儿扁桃体炎是小儿常见病的一种，4～6岁的小儿发病率较高。当扁桃体吸入的病原微生物数量较多或毒力较强时，就会引起相应的临床症状，发生炎症，出现红肿、疼痛、化脓，并伴有头痛、咽痛等症状。

基础取穴： 廉泉、天突、太溪、曲池、合谷。

随症配穴： 躁扰不宁者加刮心俞；咽喉肿痛者加刮少商；声音嘶哑者加刮人迎。

---

①廉泉 「利喉舒舌、消肿止痛」

定位： 位于颈部，当前正中线上，结喉上方，舌骨上缘凹陷处。

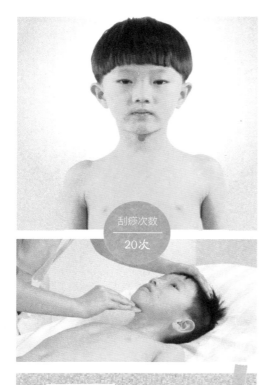

刮痧次数
20次

🔥 **刮痧方法**

用刮痧板角部刮拭廉泉穴，力度微重，以皮肤发红为度。

②天突 「理气平喘」

定位： 位于颈部，当前正中线上，胸骨上窝中央。

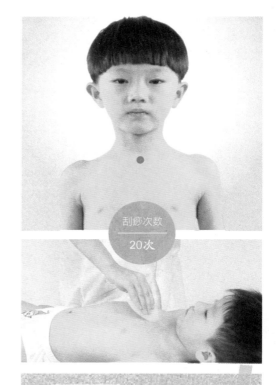

刮痧次数
20次

🔥 **刮痧方法**

用刮痧板角部刮拭天突穴，力度微重，以出痧为度。

③太溪 「清热生气」

定位： 位于足内侧，内踝后方，当内踝尖
与跟腱之间的凹陷处。

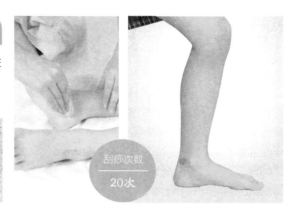

刮痧次数
20次

🔥 **刮痧方法**

用刮痧板角部重刮太溪穴，至皮肤
下面出现紫色痧斑、痧痕为止。

④曲池 「清热和营、降逆活络」

定位： 位于肘横纹头外端凹陷处，尺泽与
肱骨外上髁连线中点。

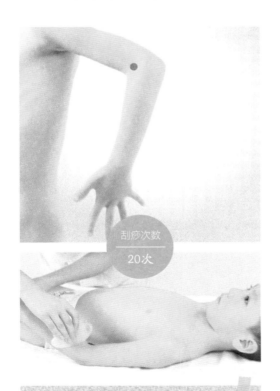

刮痧次数
20次

🔥 **刮痧方法**

用刮痧板侧边从上往下刮拭曲池
穴，可不出痧。

⑤合谷 「镇静止痛、通经活络」

定位： 位于手背第一、第二掌骨之间，约
当第二掌骨之中点。

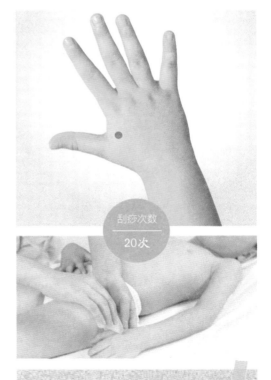

刮痧次数
20次

🔥 **刮痧方法**

用刮痧板角部刮拭合谷穴，力度适
中，可不出痧。

小儿流涎

疾病概述： 小儿流涎症，俗称"流口水"，是一种唾液增多的病症。多见于6个月至1岁半的小儿。病理因素常见于口腔和咽部黏膜炎症、脑炎后遗症等所致的唾液分泌过多、吞咽不利。此外，小儿初生时唾液腺尚未发育好也会流涎。若孩子超过6个月时还流涎，应考虑是病理现象，多是因为脾胃虚弱不能摄纳津液所致。

基础取穴： 足三里、三阴交、脾俞、胃俞、地仓。

随症配穴： 颊肿、齿痛者加刮颊车；腹胀、嗳气者加刮板门；消化不良者加刮中脘。

---

① 足三里 「健脾和胃」

定位： 位于小腿前外侧，当犊鼻下3寸，距胫骨前缘一横指（中指）。

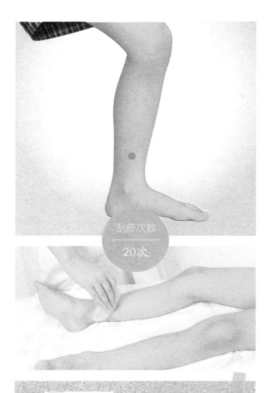

刮痧次数
20次

🔥 刮痧方法

用刮痧板侧边刮拭足三里穴，至皮肤潮红发热即可。

② 三阴交 「健脾胃、益肝肾」

定位： 位于小腿内侧，当足内踝尖上3寸，胫骨内侧缘后方。

刮痧次数
20次

🔥 刮痧方法

用刮痧板侧边刮拭三阴交穴，至皮肤潮红发热即可。

③脾俞 「健脾和胃」

定位： 位于背部，当第十一胸椎棘突下，旁开1.5寸。

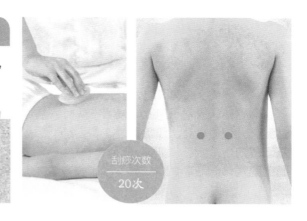

刮痧次数
20次

🔥 刮痧方法

用刮痧板侧边从上往下刮拭脾俞穴，以皮肤潮红发热为度。

④胃俞 「健脾和胃、宽中降逆」

定位： 位于背部，当第十二胸椎棘突下，旁开1.5寸。

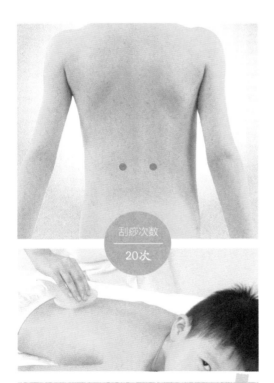

刮痧次数
20次

🔥 刮痧方法

用刮痧板侧边从上往下刮拭胃俞穴，以皮肤潮红发热为度。

⑤地仓 「健脾益胃、舒筋活络」

定位： 位于面部，当口角外侧，上直对瞳孔处。

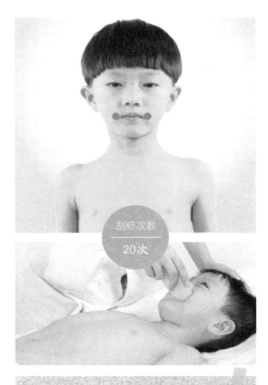

刮痧次数
20次

🔥 刮痧方法

用刮痧板角部刮拭地仓穴，力度略轻，以皮肤表面出现潮红为度。

小儿咽炎

疾病概述： 小儿咽炎是指小儿因咽部黏膜、黏膜下组织和淋巴组织病变所产生的感染，通常于患儿免疫力下降时，病原菌趁虚而入引发咽炎。可分为急性咽炎和慢性咽炎。营养不良、经常接触高温、粉尘、有害刺激气体容易引起慢性咽炎的发生。

基础取穴： 缺盆、风府。

随症配穴： 咽喉肿痛者加刮少商；声音嘶哑者加刮人迎；烦躁不安者加刮心俞。

---

①缺盆 「宽胸利膈、止咳平喘」

定位： 位于锁骨上窝中央，距前正中线4寸。

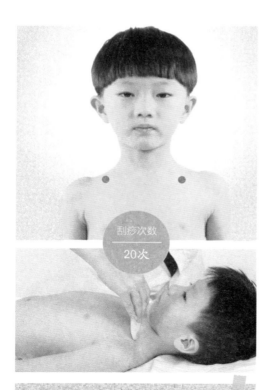

刮痧次数
20次

🔥 刮痧方法

用刮痧板角部重刮缺盆穴，至皮肤发热、发红即可。

②风府 「散风熄风、通关开窍」

定位： 位于项部，当后发际正中直上1寸，枕外隆凸直下，两侧斜方肌之间凹陷中。

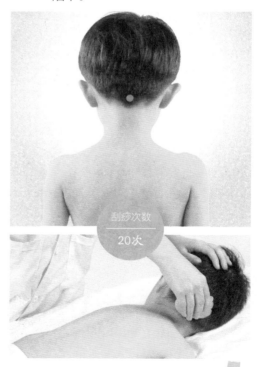

刮痧次数
20次

🔥 刮痧方法

用刮痧板角部重刮风府穴，以头皮发热为度。

小儿口疮

疾病概述： 口腔溃疡又称"口疮"，不讲卫生、饮食不当、普通感冒、消化不良、郁闷不乐等情况均能引起小儿口疮的发生。常见症状有：在小儿口腔内唇、舌、颊黏膜、齿龈、硬腭等处出现白色或淡黄色大小不等的溃烂点，常伴有烦躁不安、哭闹、不愿进食、发热等症状。

基础取穴： 廉泉、颊车。

随症配穴： 胃纳不佳，身体消瘦者加刮足三里；咽喉肿痛者加刮少商；流涎者加刮地仓。

---

① 廉泉 「利喉舒舌、消肿止痛」

定位： 位于颈部，前正中线上，结喉上方，舌骨上缘凹陷处。

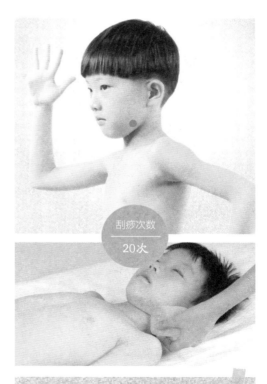

刮痧次数
20次

🔥 刮痧方法

用刮痧板角部刮拭廉泉穴，以潮红发热为度。

② 颊车 「祛风清热、开关通络」

定位： 位于面颊部，下颌角前上方约一横指（中指）处。

刮痧次数
20次

🔥 刮痧方法

用刮痧板角部从颊车穴向后刮至耳垂下方，以潮红发热为度。

小儿惊风

疾病概述： 小儿惊风又称"小儿惊厥"，其临床症状多以抽搐伴高热、昏迷为主。常见于5岁以下的小儿，年龄越小，发病率越高。但凡发病往往比较凶险，变化快，威胁生命。其中伴有发热者，多为感染性疾病所致；不发热者，多为非感染性疾病所致。小儿惊风以清热、豁痰、镇惊、熄风为治疗原则。

基础取穴： 百会、合谷、太冲、大椎、肝俞。

随症配穴： 痰多色黄者加刮丰隆；头痛者加刮印堂；牙关紧闭者加刮下关。

---

①百会 「熄风醒脑、升阳固脱」

定位： 位于头部，前发际正中直上5寸，或两耳尖连线的中点。

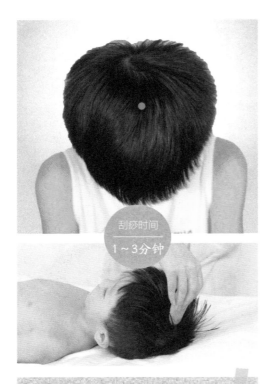

刮痧时间
1～3分钟

🔥 *刮痧方法*

用刮痧板侧边刮拭百会穴，并向穴位四周呈放射性刮拭。

②合谷 「镇静止痛、通经活络」

定位： 位于手背第一、第二掌骨之间，约当第二掌骨之中点。

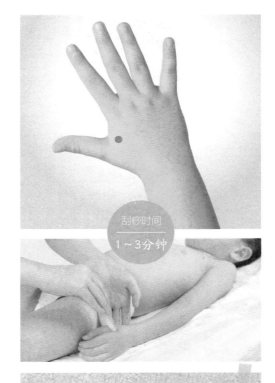

刮痧时间
1～3分钟

🔥 *刮痧方法*

用刮痧板角部刮拭合谷穴，力度适中，可不出痧。

③太冲 「疏肝养血、清利下焦」

定位： 位于足背侧，当第一跖骨间隙的后方凹陷处。

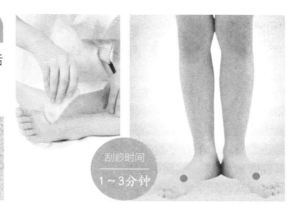

刮痧时间
1～3分钟

> 🔥 **刮痧方法**
>
> 用刮痧板角部刮拭太冲穴，力度适中，刮至皮肤潮红即可。

④大椎 「清热解表、截疟止痛」

定位： 位于后正中线上，第七颈椎棘突下凹陷中。

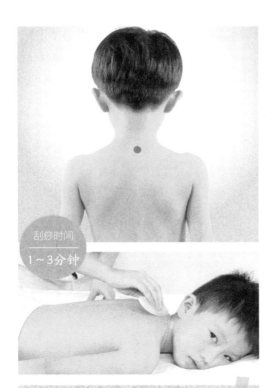

刮痧时间
1～3分钟

> 🔥 **刮痧方法**
>
> 用点刮法刮拭大椎穴，力度由轻渐重，以皮肤潮红出痧为度。

⑤肝俞 「疏肝利胆、降火止痉」

定位： 位于背部，当第九胸椎棘突下，旁开1.5寸。

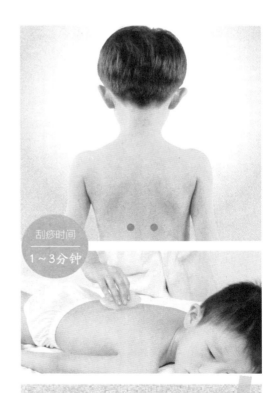

刮痧时间
1～3分钟

> 🔥 **刮痧方法**
>
> 用刮痧板侧边由轻至重地刮拭肝俞穴，以皮肤潮红出痧为度。

小儿厌食

疾病概述： 小儿厌食症表现为小儿长时间食欲减退或消失，以进食量减少为其主要特征，是一种慢性消化性功能紊乱综合征。常见于1～6岁的小儿，因不喜进食很容易导致小儿营养不良、贫血、佝偻病及免疫力低下等病症，严重者还会影响患儿身体和智力的发育。平时要教育小儿规律饮食，少吃零食，多食高蛋白食物，定时进食。

基础取穴： 中脘、足三里、三阴交、脾俞、胃俞。

随症配穴： 腹痛、腹泻者加刮大肠俞；烦躁不安者加刮心俞；痰多者加刮丰隆。

---

①中脘 「和胃健脾、降逆利水」

定位： 位于上腹部，前正中线上，当脐中上4寸。

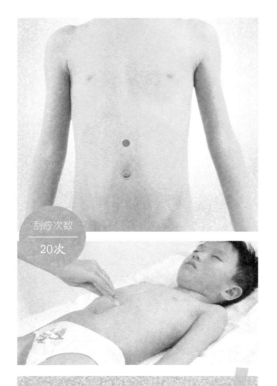

刮痧次数 20次

🔥 刮痧方法

·用刮痧板角部刮拭中脘穴，可不出痧，以皮肤表面出现潮红为度。

②足三里 「健脾和胃」

定位： 位于小腿前外侧，当犊鼻下3寸，距胫骨前缘一横指（中指）。

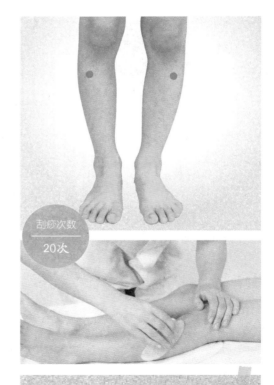

刮痧次数 20次

🔥 刮痧方法

·用刮痧板角部从上往下刮拭足三里穴，力度略重，可不出痧。

③三阴交 「健脾胃、益肝肾」

定位: 位于小腿内侧,当足内踝尖上3寸,胫骨内侧缘后方。

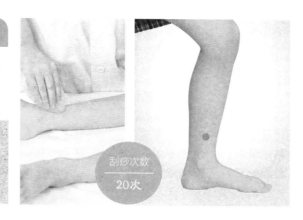

刮痧次数
20次

🔥 刮痧方法

用刮痧板侧边刮拭三阴交穴,至皮肤潮红发热即可。

④脾俞 「健脾和胃」

定位: 位于背部,当第十一胸椎棘突下,旁开1.5寸。

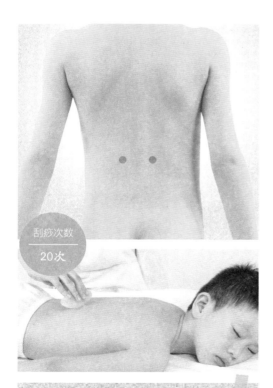

刮痧次数
20次

🔥 刮痧方法

用刮痧板侧边从上往下刮拭脾俞穴,以皮肤潮红发热为度。

⑤胃俞 「健脾和胃、宽中降逆」

定位: 位于背部,当第十二胸椎棘突下,旁开1.5寸。

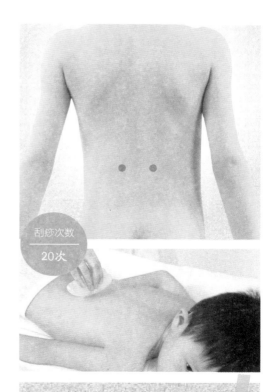

刮痧次数
20次

🔥 刮痧方法

用刮痧板侧边从上往下刮拭胃俞穴,以皮肤潮红发热为度。

小儿消化不良

疾病概述： 小儿消化不良是由饮食不当或非感染引起的小儿肠胃疾患。在临床上有以下症状：餐后饱胀，进食量少，偶有呕吐、哭闹不安等。这些症状都会影响患儿进食，发生营养不良概率较高，对小儿生长发育也会造成一定的影响。

基础取穴： 中脘、足三里、梁丘、脾俞、胃俞。

随症配穴： 哭闹不安者加刮心俞；腹胀、呕吐者加刮天枢；腹泻者加刮大肠俞。

---

① 中脘 「和胃健脾、降逆利水」

定位： 位于上腹部，前正中线上，当脐中上4寸。

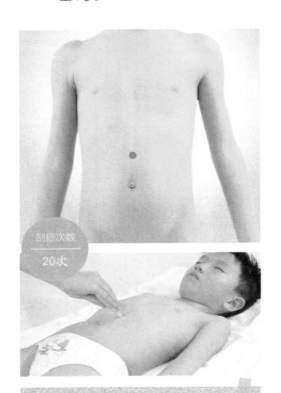

刮痧次数 20次

🔥 **刮痧方法**

用刮痧板角部刮拭中脘穴，可不出痧，以皮肤表面出现潮红为度。

② 足三里 「健脾和胃」

定位： 位于小腿前外侧，当犊鼻下3寸，距胫骨前缘一横指（中指）。

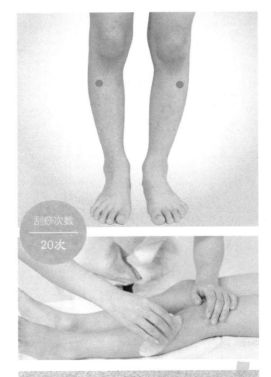

刮痧次数 20次

🔥 **刮痧方法**

用刮痧板侧边从上往下刮拭足三里穴，力度略重，可不出痧。

③梁丘 「理气和胃、通经活络」

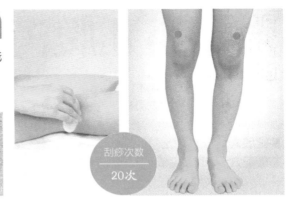

定位： 位于髂前上棘与髌底外侧端的连线
上，髌底上2寸。

🔥 刮痧方法

用刮痧板侧边从上往下刮拭梁丘
穴，至潮红发热即可。

刮痧次数
20次

---

④脾俞 「健脾和胃」

定位： 位于背部，当第十一胸椎棘突下，
旁开1.5寸。

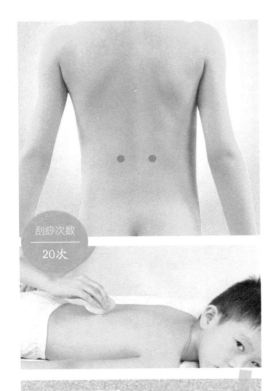

刮痧次数
20次

🔥 刮痧方法

用刮痧板侧边从上往下刮拭脾俞
穴，以皮肤潮红发热为度。

---

⑤胃俞 「健脾和胃、宽中降逆」

定位： 位于背部，当第十二胸椎棘突下，
旁开1.5寸。

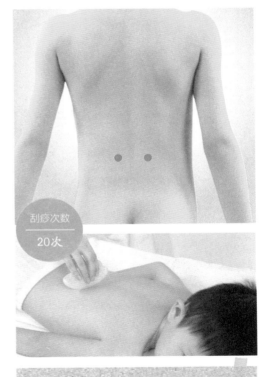

刮痧次数
20次

🔥 刮痧方法

用刮痧板侧边从上往下刮拭胃俞
穴，以皮肤潮红发热为度。

小儿腹泻

疾病概述： 小儿腹泻多见于2岁以下的婴幼儿，以大便次数增多、腹胀肠鸣、粪便酸腐臭秽，或粪质稀薄、水分增多及出现黏液等为其主要临床表现。严重者可导致身体脱水、酸中毒、电解质紊乱等现象，更甚者可危及小儿生命。

基础取穴： 天枢、足三里、上巨虚、脾俞、胃俞。

随症配穴： 面色青白者加刮命门；烦躁不安者加刮心俞；呕吐者加刮合谷。

①天枢 「调中和胃、理气健脾」

定位： 位于脐中旁开2寸。

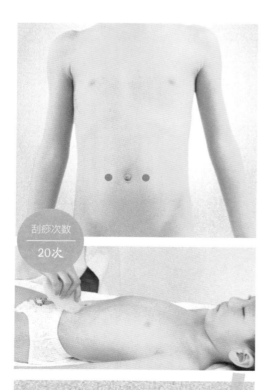

刮痧次数 **20次**

🔥 **刮痧方法**

用刮痧板角部从上往下刮拭两侧天枢穴，以皮肤出痧为度。

②足三里 「健脾和胃」

定位： 位于小腿前外侧，当犊鼻下3寸，距胫骨前缘一横指（中指）。

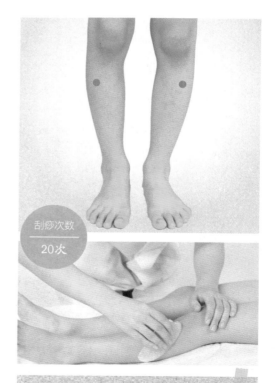

刮痧次数 **20次**

🔥 **刮痧方法**

用刮痧板侧边从上往下刮拭足三里穴，力度略重，可不出痧。

③上巨虚 「调和肠胃」

定位： 位于小腿前外侧，当犊鼻下6寸，距
胫骨前缘一横指（中指）。

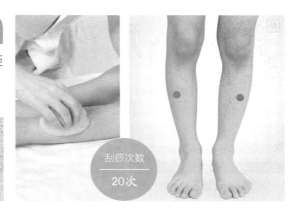

刮痧次数
20次

🔥 刮痧方法

用刮痧板角部刮拭上巨虚穴，力度
适中，以潮红出痧为度。

④脾俞 「健脾和胃」

定位： 位于背部，当第十一胸椎棘突下，
旁开1.5寸。

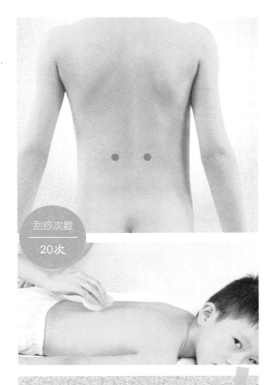

刮痧次数
20次

🔥 刮痧方法

用刮痧板侧边从上往下刮拭脾俞
穴，以皮肤潮红发热为度。

⑤胃俞 「健脾和胃、宽中降逆」

定位： 位于背部，当第十二胸椎棘突下，
旁开1.5寸。

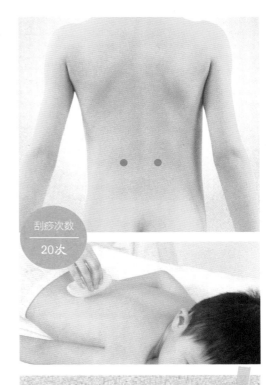

刮痧次数
20次

🔥 刮痧方法

用刮痧板侧边从上往下刮拭胃俞
穴，以皮肤潮红发热为度。

小儿盗汗

疾病概述： 小儿盗汗是指小孩在睡熟时全身出汗，醒则汗停的病症。中医认为，汗为心液，若盗汗长期不止，心肾元气耗伤将十分严重，多主张积极治疗其本，即健脾补气固本。常用的方法有健脾益气、扶正固表、益气养阴。

基础取穴： 心俞、肾俞、三阴交、太溪、复溜。

随症配穴： 夜寐欠佳者加刮神门；倦怠乏力，手足不温者加刮命门；气短神疲，胃纳不佳者加刮脾俞。

---

①心俞 「宽胸理气、通络安神」

定位： 位于背部，当第五胸椎棘突下，旁开1.5寸。

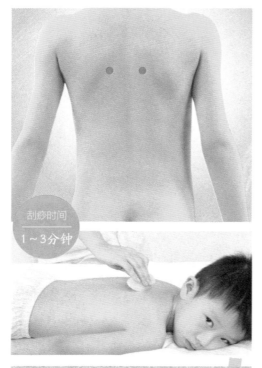

刮痧时间
1~3分钟

🔥 刮痧方法

用刮痧板侧边从上向下刮拭心俞穴，至皮肤潮红发热即可。

②肾俞 「益肾助阳」

定位： 位于背部，当第二腰椎棘突下，旁开1.5寸。

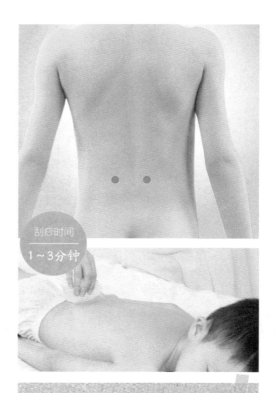

刮痧时间
1~3分钟

🔥 刮痧方法

用面刮法刮拭肾俞穴，以皮肤有热感为度。

③三阴交 「健脾胃、益肝肾」

定位： 位于小腿内侧，当足内踝尖上3寸，胫骨内侧缘后方。

🔥 刮痧方法

用刮痧板侧边刮拭三阴交穴，至皮肤潮红发热即可。

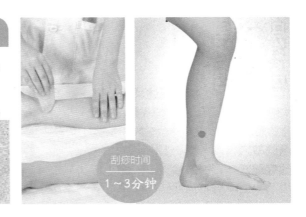

刮痧时间
1～3分钟

④太溪 「壮阳固肾」

定位： 位于足内侧，内踝后方，当内踝尖与跟腱之间的凹陷处。

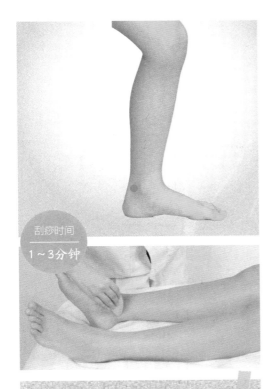

刮痧时间
1～3分钟

🔥 刮痧方法

用刮痧板角部刮拭太溪穴，至皮肤潮红即可。

⑤复溜 「补肾益阴、温阳利水」

定位： 位于小腿内侧，太溪直上2寸，跟腱的前方。

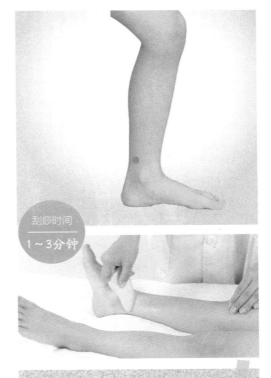

刮痧时间
1～3分钟

🔥 刮痧方法

用刮痧板角部刮拭复溜穴，至皮肤潮红即可。

小儿遗尿

疾病概述： 小儿遗尿是指小儿睡梦中小便自遗，醒后方觉的病症。多见于3岁以上的儿童。若3岁以上的小儿一个月内尿床次数达到3次以上就属于不正常了，医学上称之为"遗尿症"，一般男孩多于女孩。

基础取穴： 足三里、肾俞。

随症配穴： 形寒肢冷，精神不振者加刮命门；尿频量少，色黄腥臭者加刮阴陵泉；神疲乏力，大便溏薄者加刮脾俞。

---

① 足三里 「扶正培元」

定位： 位于小腿前外侧，当犊鼻下3寸，距胫骨前缘一横指（中指）。

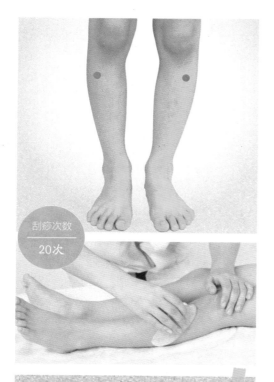

刮痧次数
20次

🔥 刮痧方法

用刮痧板侧边部从上往下刮拭足三里穴，力度略重，可不出痧。

② 肾俞 「益肾助阳」

定位： 位于背部，当第二腰椎棘突下，旁开1.5寸。

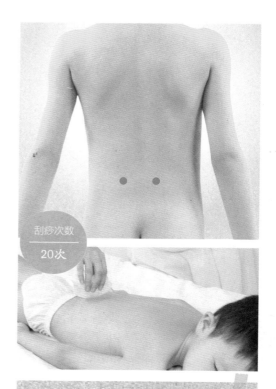

刮痧次数
20次

🔥 刮痧方法

用面刮法刮拭肾俞穴，以皮肤有热感为度。

小儿哮喘

疾病概述： 小儿哮喘是小儿时期常见的慢性呼吸系统疾病，主要以呼吸困难为特征。本病常反复发作，迁延难愈，病因较为复杂，危险因素很高，发病通常与环境因素有关，临床表现为反复发作性喘息、呼吸困难、气促、胸闷或咳嗽。

基础取穴： 定喘、肺俞。

随症配穴： 气急胸闷者加刮膻中；痰多者加刮丰隆；咳嗽、咯血者加刮孔最。

---

①定喘 「止咳平喘」

定位： 位于背部，当第七颈椎棘突下，旁开0.5寸。

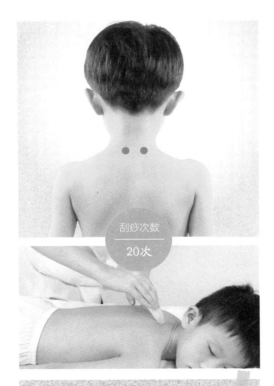

刮痧次数

20次

🔥 *刮痧方法*

用刮痧板角部重刮定喘穴，直至皮下出现紫色痧斑、痧痕形成为止。

②肺俞 「缓急止痛 止咳平喘」

定位： 位于背部，当第三胸椎棘突下，旁开1.5寸。

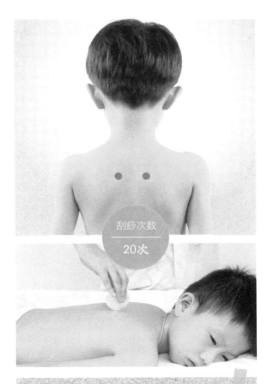

刮痧次数

20次

🔥 *刮痧方法*

用刮痧板角部重刮肺俞穴，直至皮下出现紫色痧斑、痧痕形成为止。

小儿便秘

疾病概述： 新生儿正常排便为出生一周后一天排便4～6次，3～4岁的小儿排便次数一天1～2次为正常。便秘是临床常见的复杂症状，主要是指排便次数减少、粪便量减少、粪便干结等病理现象，通常以排便频率减少为主要症状。

基础取穴： 天枢、足三里、上巨虚、大肠俞、小肠俞。

随症配穴： 嗳气呃逆者加刮胃俞；精神萎靡，面色少华者加刮脾俞；四肢不温，畏寒怕冷者加刮关元。

---

①天枢 「调中和胃、理气健脾」

定位： 位于腹中部，距脐中2寸。

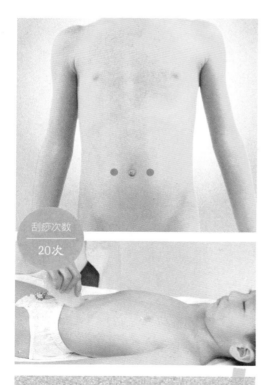

刮痧次数
20次

🔥 *刮*痧方法

用刮痧板角部刮拭天枢穴，以皮肤发红、出痧为度。

②足三里 「健脾和胃」

定位： 位于小腿前外侧，当犊鼻下3寸，距胫骨前缘一横指（中指）。

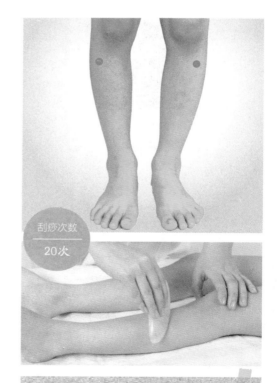

刮痧次数
20次

🔥 *刮*痧方法

以刮痧板厚边为着力点刮拭足三里穴，以出痧为度。

③ 上巨虚 「调和肠胃」

定位： 位于小腿前外侧，当犊鼻下6寸，距胫骨前缘一横指（中指）。

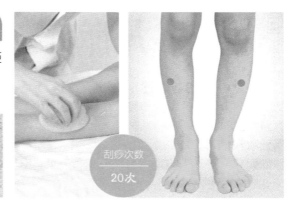

刮痧次数
20次

🔥 **刮痧方法**

以刮痧板厚边为着力点刮拭上巨虚穴，以出痧为度。

④ 大肠俞 「理气和胃」

定位： 位于腰部，第四腰椎棘突下，旁开1.5寸。

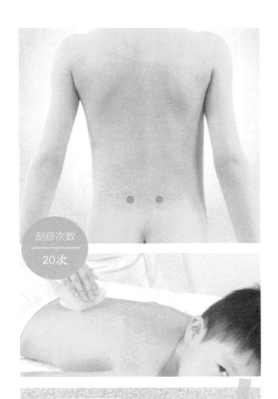

刮痧次数
20次

🔥 **刮痧方法**

用刮痧板的边缘从上往下刮拭大肠俞穴，力度微重，以出痧为度。

⑤ 小肠俞 「通调二便」

定位： 位于人体的骶部，当骶正中嵴旁1.5寸，平第一骶后孔。

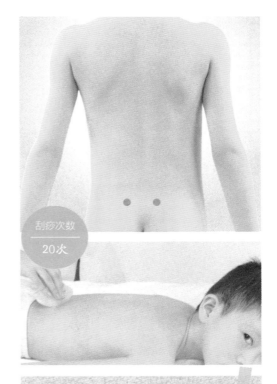

刮痧次数
20次

🔥 **刮痧方法**

用刮痧板的边缘从上往下刮拭小肠俞穴，力度微重，以出痧为度。

小儿脑炎后遗症

疾病概述： 小儿脑炎后遗症是小儿脑炎治疗后还残留神经、精神方面的症状，以病毒性脑炎最为常见。由于病毒的种类不同，脑炎的表现也就多种多样。通常都有不同程度的头痛、呕吐、精神欠佳、困倦多睡等症状。

基础取穴： 天心、百会。

随症配穴： 神疲乏力，自汗者加刮足三里；呕吐者加刮合谷；头痛者加刮印堂。

---

①天心 「疏风解表、镇惊安神」

定位： 位于额头正中，天庭稍下处。

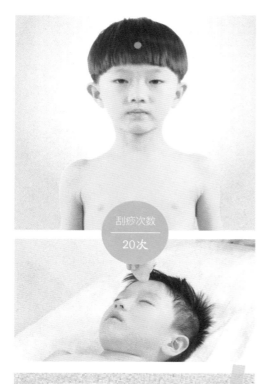

刮痧次数
20次

🔥 *刮痧方法*

用刮痧板角部刮拭天心穴，力度适中，以皮肤潮红发热为度。

②百会 「熄风醒脑、升阳固脱」

定位： 位于头部，当前发际正中直上5寸，或两耳尖连线的中点处。

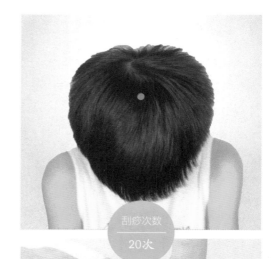

刮痧次数
20次

🔥 *刮痧方法*

以刮痧板角部为着力点刮拭百会穴，力度适中，以发热为度。

小儿落枕

疾病概述： 小儿落枕在临床上并不多见，但是它的发病机理却跟成人基本相似。小儿落枕常因感受寒凉或睡姿不良等所致，以颈项强痛和转侧不利为主症。中医所说"不通则痛"可以很好地解释落枕疼痛的原因，主要因患侧胸锁乳突肌、斜方肌和肩胛提肌经脉闭阻、血脉不通、局部肌肉痉挛所致。

基础取穴： 风池、肩井。

随症配穴： 项背强痛者加刮列缺；哭闹不安者加刮心俞；失眠者加刮神门。

---

①风池　「平肝熄风、通利官窍」

定位： 位于项部，当枕骨之下，与风府相平，胸锁乳突肌与斜方肌上端之间的凹陷处。

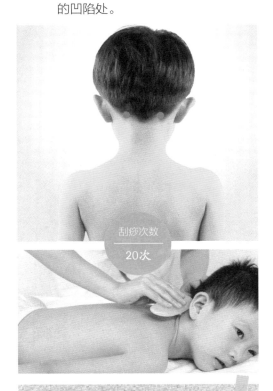

刮痧次数
20次

🔥 刮痧方法

用刮痧板侧边重刮风池穴，直至皮下出现紫色痧斑、痧痕形成为止。

②肩井　「消肿止痛、祛风解毒」

定位： 位于肩上，前直乳中，当大椎与肩峰端连线的中点上。

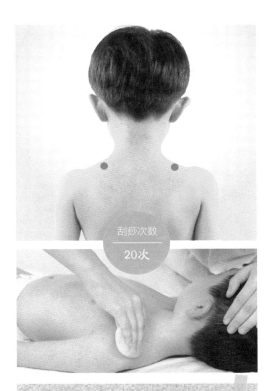

刮痧次数
20次

🔥 刮痧方法

用刮痧板角部刮拭肩井穴，用力重刮，以出痧为度。

小儿夜啼

疾病概述： 常见于1岁以内的哺乳期婴儿，多因受惊或身体不适所引起。主要表现为婴儿长期夜间啼哭不停，或时哭时止，辗转难睡，天明始见转静，日间则一切如常。中医认为本病多因小儿脾寒、神气未充、心火上乘、食积等所致。

基础取穴： 百会、心俞、脾俞、肾俞、中脘。

随症配穴： 胃纳不佳，身体消瘦者加刮足三里；烦躁不安者加刮三阴交；面色泛青，两目窜视者加刮胆俞。

①百会 「熄风醒脑、升阳固脱」

定位： 位于头部，前发际正中直上5寸，或两耳尖连线的中点。

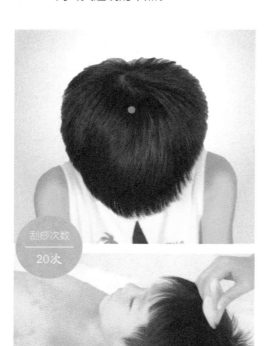

刮痧次数
20次

🔥 *刮*痧方法

用刮痧板侧边刮拭百会穴，并向穴位四周呈放射性刮拭。

②心俞 「宽胸理气、通络安神」

定位： 位于背部，当第五胸椎棘突下，旁开1.5寸。

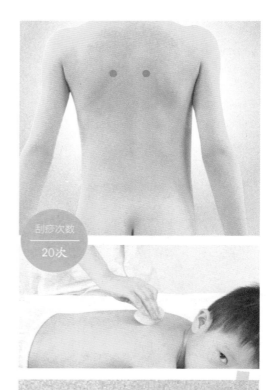

刮痧次数
20次

🔥 *刮*痧方法

用刮痧板侧边从上向下刮拭心俞穴，至皮肤潮红发热即可。

③脾俞 「健脾和胃」

定位： 位于背部，当第十一胸椎棘突下，
旁开1.5寸。

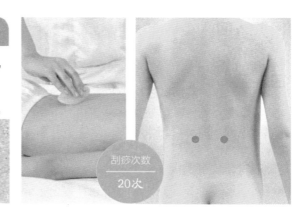

刮痧次数
20次

🔥 刮*痧方法*

用刮痧板侧边从上向下刮拭脾俞
穴，至皮肤潮红发热即可。

④肾俞 「益肾助阳」

定位： 位于腰部，当第二腰椎棘突下，旁
开1.5寸。

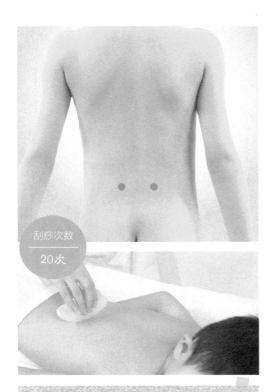

刮痧次数
20次

🔥 刮*痧方法*

用刮痧板侧边由轻至重地刮拭肾俞
穴，至皮肤潮红发热即可。

⑤中脘 「和胃健脾、降逆利水」

定位： 位于上腹部，前正中线上，当脐中
上4寸。

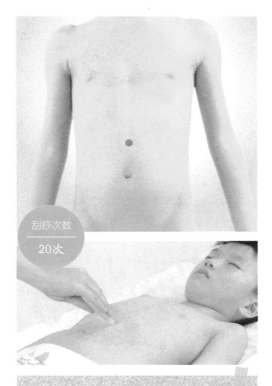

刮痧次数
20次

🔥 刮*痧方法*

用面刮法刮拭中脘穴，至皮肤潮红
发热即可。

小儿失眠

疾病概述： 小儿失眠是指小儿因经常性睡眠不安或难以入睡、易醒等，导致其睡眠不足的病症。常伴有精神状况不佳、健忘、反应迟钝、疲劳乏力等问题。婴幼儿失眠的原因一般是饥饿或过饱、身体不舒适、睡前过于兴奋、环境改变或嘈杂、因与亲密抚养者分离而产生焦虑等。

基础取穴： 安眠、神门。

随症配穴： 哭闹不安者加刮心俞；胃纳不佳者加刮足三里；面色泛青者加刮胆俞。

---

①安眠　「清心安神」

定位： 位于翳风穴与风池穴连线的中点。

②神门　「宁心安神」

定位： 位于腕部，腕掌侧横纹尺侧端，尺侧腕屈肌腱的桡侧凹陷处。

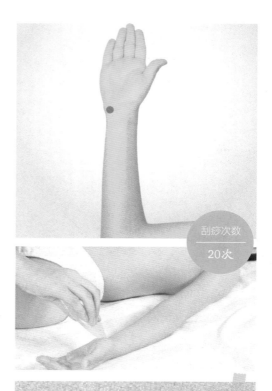

刮痧次数
20次

刮痧次数
20次

🔥 **刮痧方法**

用刮痧板角部刮拭安眠穴，力度不宜太重，以潮红出痧为度。

🔥 **刮痧方法**

用刮痧板角部刮拭神门穴，力度不宜太重，以潮红出痧为度。

第 6 章

职场小病小痛，刮痧一扫光

现代生活节奏的加快，让每个人的身上都有很大的压力，尤其是职场工作者，面对着越来越多的压力，他们忽视了对自己身体的关注，小病小痛也一笑置之。其实关注自己的身体是为了更好的工作，做好身体保健是很重要的。

神经衰弱·眩晕·失眠·颈椎病·腰酸背痛·腰肌劳损·小腿抽筋
黑眼圈、眼袋·网球肘

神经衰弱

疾病概述： 神经衰弱是指大脑由于长期情绪紧张及精神压力大，从而出现精神活动能力减弱的功能障碍性病症，其主要特征是易兴奋、脑力易疲劳、记忆力减退等，同时伴有各种躯体不适症状。本病如处理不当可迁延不愈数年。

基础取穴： 百会、风池、风府、内关、心俞。

随症配穴： 头痛、眩晕者加刮太阳；四肢无力，胃纳不佳者加刮足三里；面色苍白，气短者加刮涌泉。

---

①百会 「熄风醒脑、升阳固脱」

定位： 位于头部，当前发际正中直上5寸，或两耳尖连线的中点处。

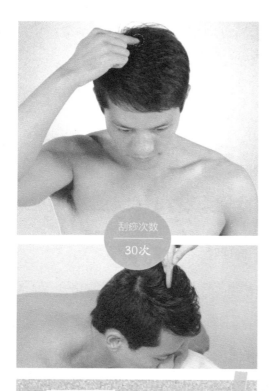

刮痧次数
30次

🔥 刮痧方法

用角刮法刮拭百会穴，力度适中，以潮红发热为度。

②风池 「平肝熄风、通利官窍」

定位： 位于项部，当枕骨之下，与风府相平，胸锁乳突肌与斜方肌上端之间的凹陷处。

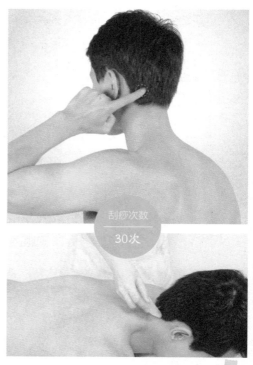

刮痧次数
30次

🔥 刮痧方法

用角刮法刮拭风池穴，病情重者力度稍重，病情轻者力度宜轻。

③风府 「散风熄风、通关开窍」

定位： 位于项部，当后发际正中直上1寸。

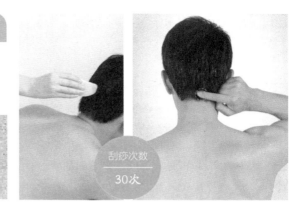

刮痧次数
30次

 刮痧方法

用角刮法刮拭风府穴，以患者出现酸胀感为度。

④内关 「宁心安神 理气止痛」

定位： 位于前臂掌侧，当曲泽与大陵的连线上，腕横纹上2寸。

刮痧次数
30次

刮痧方法

用刮痧板角部从上往下刮拭内关穴，至皮肤潮红发热即可。

⑤心俞 「宽胸理气、通络安神」

定位： 位于背部，当第五胸椎棘突下，旁开1.5寸。

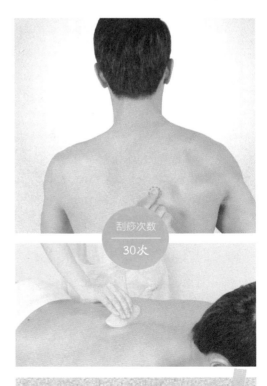

刮痧次数
30次

刮痧方法

用刮痧板侧边从上向下刮拭心俞穴，至皮肤潮红发热即可。

眩晕

疾病概述：眩晕与头晕有相似之处，但本质不同。眩晕分为周围性眩晕和中枢性眩晕。中枢性眩晕多由脑组织、脑神经疾病引起，如高血压、动脉硬化等脑血管疾病。周围性眩晕发作时常伴有耳聋、耳鸣、恶心、呕吐、出冷汗等植物神经系统症状。

基础取穴：百会、风池、太阳、悬钟、足三里。

随症配穴：两目昏黑，面色苍白者加刮脾俞；怯冷倦卧者加刮关元；胸痞欲呕，纳差者加刮丰隆。

① 百会 「熄风醒脑、升阳固脱」

定位：位于头部，当前发际正中直上5寸，或两耳尖连线的中点处。

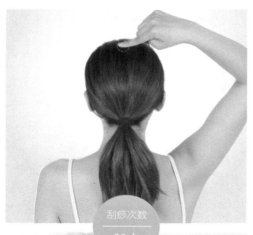

刮痧次数
30次

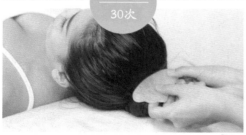

🔥 刮痧方法

用面刮法刮拭百会穴，力度适中，以潮红发热为度。

② 风池 「平肝熄风、通利官窍」

定位：位于项部，当枕骨之下，与风府相平，胸锁乳突肌与斜方肌上端之间的凹陷处。

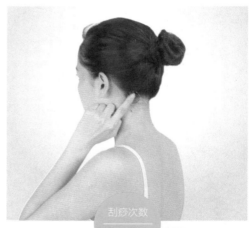

刮痧次数
30次

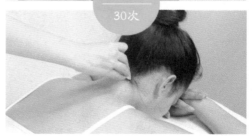

🔥 刮痧方法

用角刮法刮拭风池穴，病情重者力度稍重，病情轻者力度宜轻。

③太阳 「清肝明目、通络止痛」

定位： 位于颞部，当眉梢与目外眦之间，向后约一横指的凹陷处。

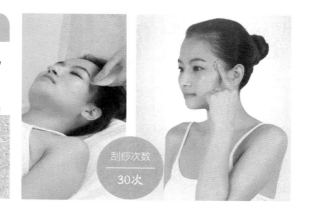

刮痧次数
30次

🔥 **刮痧方法**

用角刮法刮拭太阳穴，力度适中，以皮肤潮红为度。

---

④悬钟 「泻胆火、舒筋脉」

定位： 位于小腿外侧，当外踝尖上3寸，腓骨前缘。

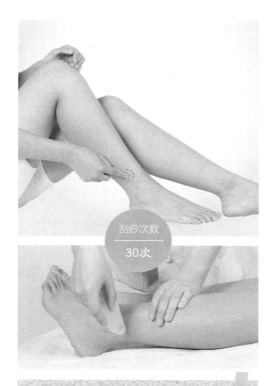

刮痧次数
30次

🔥 **刮痧方法**

用面刮法刮拭悬钟穴，力度由轻到重，以有温热舒适感为宜。

---

⑤足三里 「通经活络」

定位： 位于小腿前外侧，当犊鼻下3寸，距胫骨前缘一横指（中指）。

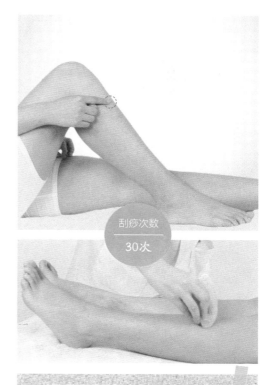

刮痧次数
30次

🔥 **刮痧方法**

用刮痧板角部刮拭足三里穴，至皮肤潮红发热即可。

失眠

疾病概述：失眠，即睡眠失常，是指无法入睡或无法保持睡眠状态。失眠虽不属于危重疾病，但影响人们的日常生活。睡眠不足会影响健康，生理节奏被打乱，继之引起人的疲劳感，出现全身不适、无精打采、反应迟缓、头痛、记忆力减退等症状。

基础取穴：百会、神门、内关、印堂、心俞。

随症配穴：面色不华者加刮脾俞；面赤口苦者加刮肝俞；耳鸣者加刮听宫。

---

① 百会 「熄风醒脑、升阳固脱」

定位： 位于头部，当前发际正中直上5寸，或两耳尖连线的中点处。

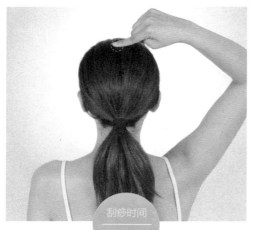

刮痧时间 1～3分钟

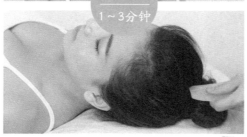

刮痧方法

用角刮法刮拭百会穴，力度适中，以潮红发热为度。

② 神门 「宁心安神」

定位： 位于腕掌侧横纹尺侧端，尺侧腕屈肌腱的桡侧凹陷处。

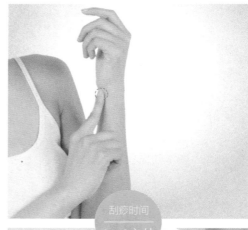

刮痧时间 1～3分钟

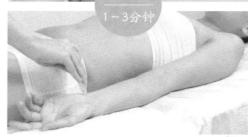

刮痧方法

用刮痧板角部刮拭神门穴，力度适中，可不出痧。

③内关 「宁心安神、理气止痛」

定位： 位于前臂掌侧，当曲泽与大陵的连
线上，腕横纹上2寸。

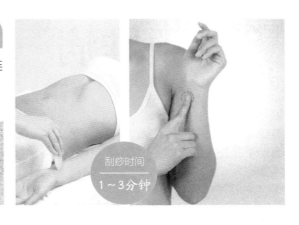

🔥 刮痧方法

用刮痧板角部从上往下刮拭内关
穴，至皮肤潮红发热即可。

刮痧时间
1~3分钟

④印堂 「安神定惊」

定位： 位于额部，两眉头的正中。

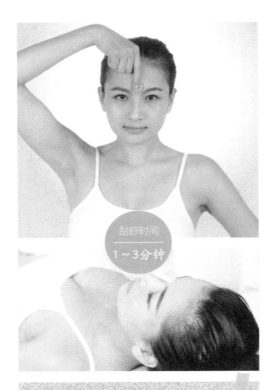

刮痧时间
1~3分钟

🔥 刮痧方法

用刮痧板厚边棱角刮拭印堂穴，至
皮肤发热即可。

⑤心俞 「宽胸理气、通络安神」

定位： 位于背部，当第五胸椎棘突下，旁
开1.5寸。

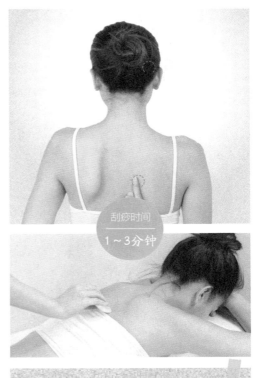

刮痧时间
1~3分钟

🔥 刮痧方法

用刮痧板的面侧刮拭心俞穴，以出
痧为度。

颈椎病

疾病概述： 颈椎病是多因颈椎骨、椎间盘及其周围纤维结构损害，致使颈椎间隙变窄，关节囊松弛，内平衡失调的一系列临床综合征，常有颈神经根、脊椎椎动脉等受累症状，主要临床表现为头、颈、肩、臂、上胸背疼痛或麻木、酸沉、放射性痛、无力，上肢及手感觉明显减退，部分患者有明显的肌肉萎缩症状。

基础取穴： 风府、大杼、肩井、风池、阳陵泉。

随症配穴： 烦热不宁者加刮陶道；颈痛彻头者加刮列缺；上肢麻木者加刮外关。

①风府 「散风熄风、通关开窍」

定位： 位于项部，当后发际正中直上1寸，两侧斜方肌之间凹陷中。

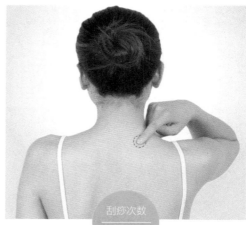

刮痧次数
30次

🔥 刮痧方法

用角刮法刮拭风府穴，以皮肤出现红晕为度。

②大杼 「强筋健骨、清热祛痛」

定位： 位于背部，当第一胸椎棘突下，旁开1.5寸。

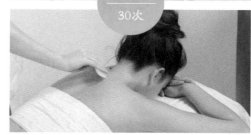

刮痧次数
30次

🔥 刮痧方法

用面刮法由上至下刮拭大杼穴，以皮肤出现红晕为度。

③肩井 「消肿止痛、舒筋活络」

定位：位于肩上，前直乳中，当大椎与肩峰端连线的中点上。

🔥 **刮痧方法**

用面刮法由内向外重刮肩井穴，以出痧为度。

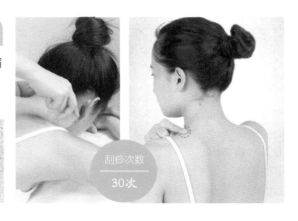

刮痧次数
30次

④风池 「平肝熄风、通利关窍」

定位：位于项部，在枕骨之下，胸锁乳突肌与斜方肌上端之间的凹陷处。

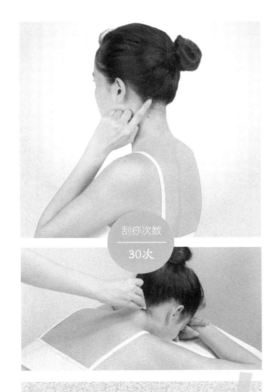

刮痧次数
30次

🔥 **刮痧方法**

用角刮法由上向下刮拭风池穴，由轻到重，反复刮至出痧为止。

⑤阳陵泉 「舒筋活络」

定位：位于小腿外侧，当腓骨头前下方凹陷处。

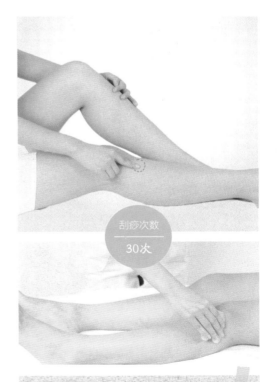

刮痧次数
30次

🔥 **刮痧方法**

用面刮法重刮阳陵泉穴，由上至下，以出痧为度。

腰酸背痛

疾病概述： 腰酸背痛是指脊柱骨和关节及其周围软组织等病损的一种症状，常用以形容劳累过度。腰痛背痛症状日间劳累会加重，休息后可减轻，日积月累，可使肌纤维变性，甚而少量撕裂，形成疤痕或纤维索条或粘连，遗留长期慢性腰背痛。中医认为本病多因感受寒湿或湿热、气滞血瘀、肾亏体虚、跌仆外伤所致。

基础取穴： 大椎、肝俞、脾俞、命门、肾俞。

随症配穴： 小便不利者加刮膀胱俞；腰部胀痛者加刮京门；肩背酸痛者加刮肩井。

---

①大椎　「清热解表、截疟止痛」

定位： 位于后正中线上，第七颈椎棘突下凹陷中。

刮痧次数
30次

🔥 刮痧方法

用点刮法刮拭大椎穴，力度由轻渐重，以出痧为度。

②肝俞　「疏肝利胆、降火止痉」

定位： 位于背部，当第九胸椎棘突下，旁开1.5寸。

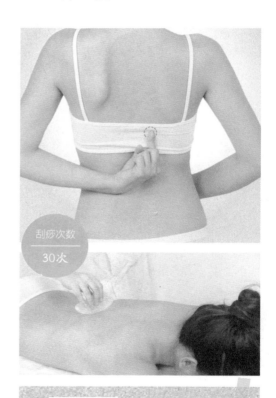

刮痧次数
30次

🔥 刮痧方法

用刮痧板侧边从上往下刮拭肝俞穴，以出现痧点为度。

③脾俞 「健脾和胃」

定位： 位于背部，当第十一胸椎棘突下，旁开1.5寸。

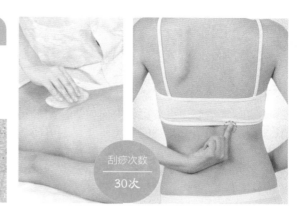

🔥 **刮痧方法**

· 用刮痧板侧边从上往下刮拭脾俞穴，以出现痧点为度。

刮痧次数
30次

④命门 「补肾壮阳 利水消肿」

定位： 位于腰部，当后正中线上，第二腰椎棘突下凹陷中。

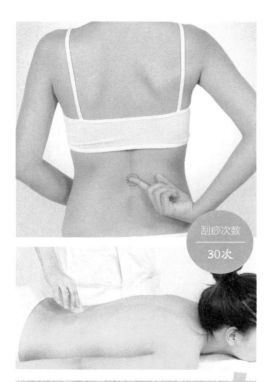

刮痧次数
30次

🔥 **刮痧方法**

· 用刮痧板角部由轻至重刮拭命门穴，以皮肤潮红发热为度。

⑤肾俞 「益肾助阳」

定位： 位于腰部，当第二腰椎棘突下，旁开1.5寸。

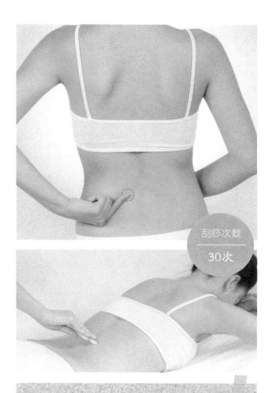

刮痧次数
30次

🔥 **刮痧方法**

· 用刮痧板侧边由轻至重地刮拭肾俞穴，至皮肤潮红发热即可。

腰肌劳损

疾病概述： 腰肌劳损的主要症状是腰或腰骶部胀痛、酸痛，且反复发作，疼痛可随气候变化或劳累程度而变化，如日间劳累加重，休息后可减轻，时轻时重。中医认为腰肌劳损主要是肾气虚弱所致，而用刮痧方法可以帮助患者改善病症，补肾强腰。

基础取穴： 命门、腰阳关、承扶、殷门、委中。

随症配穴： 下肢逆冷者加刮阳陵泉；下肢痉挛者加刮承山；下肢痿痹者加刮足三里。

---

① 命门 「补肾壮阳、利水消肿」

定位： 位于腰部，当后正中线上，第二腰椎棘突下凹陷中。

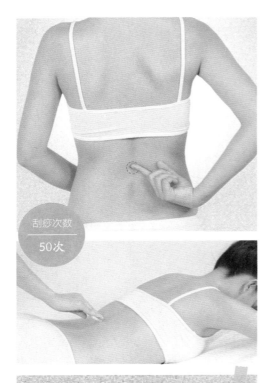

刮痧次数
50次

🔥 **刮痧方法**

用刮痧板角部刮拭命门穴，力度轻柔，可不出痧。

② 腰阳关 「舒筋活络」

定位： 位于腰部，当后正中线上，第四腰椎棘突下凹陷中。

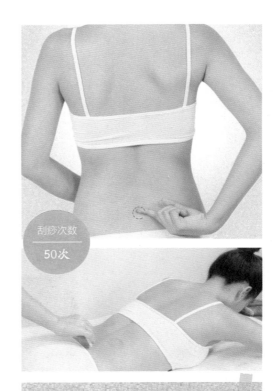

刮痧次数
50次

🔥 **刮痧方法**

用刮痧板角部刮拭腰阳关穴，力度轻柔，以出痧为度。

③承扶 「通便消痔、舒筋活络」

定位：位于大腿后面，臀下横纹的中点。

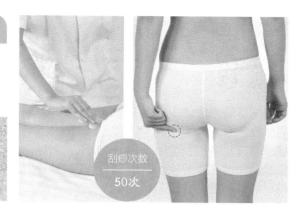

🔥 **刮痧方法**

用刮痧板厚边刮拭承扶穴，至皮下紫色痧斑、痧痕形成为止。

刮痧次数
50次

④殷门 「舒筋活络、强膝壮腰」

定位：位于大腿后面，当承扶与委中的连线上，承扶下6寸。

刮痧次数
50次

🔥 **刮痧方法**

用面刮法刮拭殷门穴，力度适中，以皮肤潮红出痧为度。

⑤委中 「舒筋活络、凉血解毒」

定位：位于腘横纹中点，当股二头肌腱与半腱肌肌腱的中间。

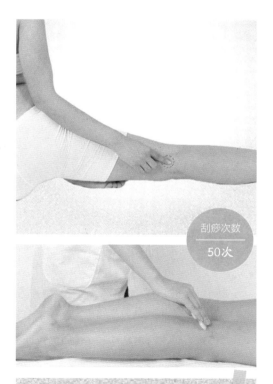

刮痧次数
50次

🔥 **刮痧方法**

用面刮法刮拭委中穴，力度由轻至重，以皮肤潮红出痧为度。

小腿抽筋

疾病概述： 腿抽筋又称肌肉痉挛，是肌肉自发性的强直性收缩现象。小腿肌肉痉挛最为常见，是由于腓肠肌痉挛所引起，发作时会有酸胀或剧烈的疼痛。外界环境的寒冷刺激、出汗过多、疲劳过度、睡眠不足、缺钙、睡眠姿势不好都会引起小腿抽筋。

基础取穴： 承山、委中、承筋、昆仑、申脉。

随症配穴： 腰膝酸软者加刮肾俞；下肢逆冷者加刮阳陵泉；下肢痿痹无力者加刮足三里。

---

① 承山 「理气止痛、舒筋活络」

定位： 位于小腿后面正中，委中与昆仑之间，当伸直小腿或足跟上提时腓肠肌肌腹下出现的尖角凹陷处。

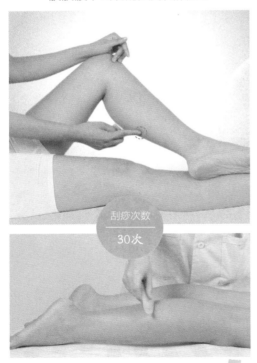

刮痧次数
30次

🔥 **刮痧方法**

用面刮法刮拭承山穴，力度适中，以皮肤潮红发热为宜。

② 委中 「舒筋活络、凉血解毒」

定位： 位于腘横纹中点，当股二头肌肌腱与半腱肌肌腱的中间。

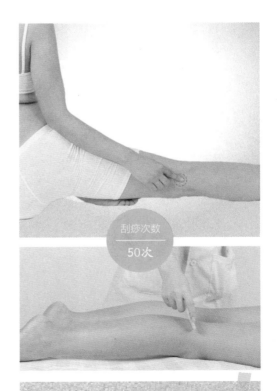

刮痧次数
50次

🔥 **刮痧方法**

用刮痧板角部刮拭委中穴，力度适中，以潮红出痧为度。

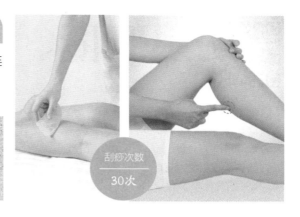

③承筋 「运化水湿、舒筋活络」

定位： 位于小腿后面，当委中与承山的连线上，委中下5寸。

刮痧方法

用面刮法刮拭承筋穴，力度适中，以出痧为度。

刮痧次数
30次

④昆仑 「安神清热、舒筋活络」

定位： 位于外踝后方，当外踝尖与跟腱之间的凹陷处。

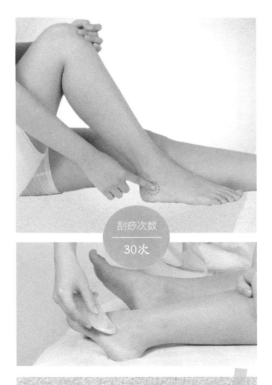

⑤申脉 「申筋、利节、通脉」

定位： 位于足外侧部，外踝直下方凹陷中。

刮痧次数
30次

刮痧次数
30次

刮痧方法

用刮痧板角部刮拭昆仑穴，至皮下出现紫色痧斑、痧痕为止。

刮痧方法

用刮痧板角部刮拭申脉穴，至皮下出现紫色痧斑、痧痕为止。

黑眼圈、眼袋

疾病概述： 黑眼圈是由于经常熬夜、睡眠不足、情绪激动、眼部过度疲劳、静脉血管血流速度过于缓慢，导致二氧化碳及代谢废物积累过多，造成眼部色素沉着所致。眼袋，是指下眼睑水肿。眼袋的形成有诸多因素，长期睡眠不佳，睡前饮水过多等因素均可引起，而且随着年龄的增长愈加明显。

基础取穴： 攒竹、四白、肾俞、印堂、血海。

随症配穴： 面色不华者加刮脾俞；头晕心烦者加刮神门；面赤口苦者加刮肝俞。

---

①攒竹 「清热明目、祛风通络」

定位： 位于眉头陷中，眶上切迹处。

刮痧次数
30次

🔥 **刮痧方法**

用刮痧板角部沿着眉毛方向刮拭，在攒竹穴处重点刮拭。

②四白 「祛风明目、通经活络」

定位： 位于面部，瞳孔直下，当眶下孔凹陷处。

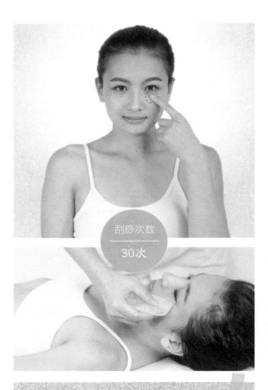

刮痧次数
30次

🔥 **刮痧方法**

用刮痧板角部刮拭四白穴，力度适中，以潮红发热为度。

③肾俞 「益肾助阳」

定位： 位于腰部，当第二腰椎棘突下，旁
开1.5寸。

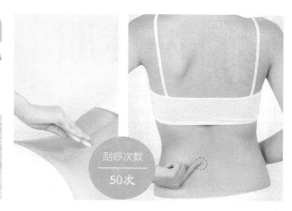

🔥 刮痧方法

用刮痧板厚边刮拭肾俞穴，力度适
中，以出痧为度。

刮痧次数
50次

④印堂 「安神定惊」

定位： 位于额部，当两眉头连线中间。

刮痧次数
30次

🔥 刮痧方法

用刮痧板厚边棱角刮拭印堂穴，至
皮肤发热即可。

⑤血海 「调经统血、健脾化湿」

定位： 位于大腿内侧，髌底内侧端上2寸，
当股四头肌内侧头的隆起处。

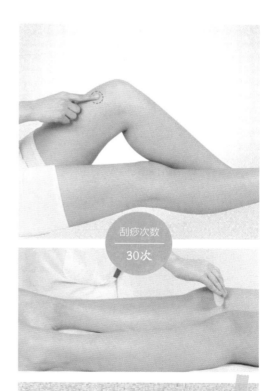

刮痧次数
30次

🔥 刮痧方法

用刮痧板由上至下重刮血海穴，以
出痧为度。

网球肘

疾病概述：网球肘又称肱骨外上髁炎，是指手肘外侧肌腱疼痛发炎，多见于泥瓦工、钳工、木工、网球运动员等从事单纯臂力收缩运动工作的人群。本病发病慢，其主要临床表现有肘关节外侧部疼痛、手臂无力、酸胀不适，如握物、拧毛巾、端水瓶等时疼痛会加重，休息时无明显症状。

基础取穴：曲池、小海。

随症配穴：上肢麻木者加刮外关；肘臂挛痛者加刮手五里；肩颈疼痛者加刮大椎。

---

① 曲池 「清热和营、降逆活络」

定位：位于肘横纹外侧端，屈肘，当尺泽与肱骨外上髁连线中点。

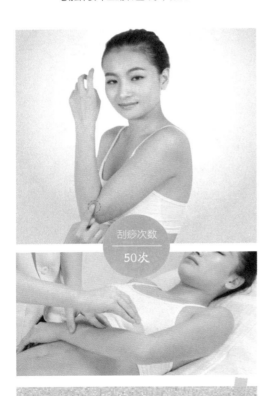

刮痧次数
50次

🔥 刮痧方法

用刮痧板角部刮拭曲池穴，由上至下，力度适中，以出痧为度。

② 小海 「清热止痛 安神定志」

定位：位于肘内侧，当尺骨鹰嘴与肱骨内上髁之间的凹陷处。

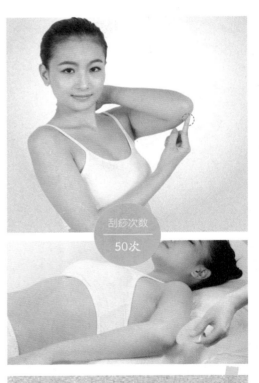

刮痧次数
50次

🔥 刮痧方法

用刮痧板厚边刮拭小海穴，由上至下，力度适中，以出痧为度。